生命・医療・福祉ハンドブック

早稲田大学　生命・生体・福祉研究所　編

コロナ社

執筆者一覧（五十音順）

氏　名	所　属	氏　名	所　属
石井　康智	早稲田大学	高嶋　孝倫	国立身体障害者リハビリセンター
今泉　和彦	早稲田大学		
岩崎　清隆	早稲田大学	髙信　英明	工学院大学
植松　美幸	早稲田大学	武岡　真司	早稲田大学
内山　明彦	早稲田大学名誉教授	武田　朴	日本光電工業㈱
梅津　光生	早稲田大学	竹中　晃二	早稲田大学
辛島　光彦	東海大学	永岡　隆	静岡県立静岡がんセンター
河原　直人	早稲田大学		
児玉　昌久	早稲田大学	並木　勉	国立身体障害者リハビリセンター
齋藤むら子	HCTMリサーチセンタ		
酒井　一博	労働科学研究所	西口　宏美	東海大学
酒井　清孝	早稲田大学	比企　静雄	早稲田大学名誉教授
坂本　洋一	和洋女子大学	藤本　哲男	芝浦工業大学
白石　泰之	東北大学	増本　憲泰	日本工業大学
鈴木　明美	オリンパス㈱	町田　和彦	早稲田大学
鈴木　克彦	早稲田大学	宮崎　正己	早稲田大学
鈴木　晶夫	早稲田大学	柳澤　政生	早稲田大学
関　宏幸	流通経済大学		

（2007年1月現在）

まえがき

近年の研究の多くは一つの分野に限らず広く境界領域にまで拡大している。早稲田大学に医学部はないが、医療関連の研究を行っている研究者が多い。幸い学部を超えて研究者が同じ目的のグループを構成できる制度が1998年にできた。これらプロジェクト研究所は申請が受理された後5年を限度としており、この間に業績を出すことが課せられている。

このハンドブックは、「生命・生体・福祉研究所」の事業として作成したものである。本研究所は生体医工学、生物化学、生物物理、人工臓器、医用材料、基礎生物学、健康・保健など生命科学分野の研究を包括するための拠点として、2000年4月に故 土屋喜一名誉教授を中心として設立された。その後定年退職にともない2001年度から私が所長を引き継いだ。次第に参加者が増えて最終構成員は50名を超えた。研究員は文学部、教育学部、商学部、理工学部、社会科学部、人間科学部をはじめ、他大学および学内外の研究機関に属していた。研究分野が広いために生命、生体、福祉の3分野に分けて分科会形式をとった。各グループの分科会の他、隔月に全体会議を開催し、分野ごとの活動報告を行い討論を実施した。

また、2001年度から全体会議の開催日に医学系の機関から講師を招き、研究員が関心を持つテーマ、例えば社会的に問題となっている医療事故、電子カルテおよびストレスマネジメントなどについての講演会を行った。講演会には大学院生の参加も多く、教育面でも有効であった。その他、病院の見学、シンポジウムの開催および特別講演会の開催なども実施した。

以上の成果をもとに、教科書としても利用し得る関連用語の事典をハンドブックの形式で発刊することとし、約90語を選定した。

本書の内容は、研究員が医療、基礎および福祉関係の分野であったことから、

大別して 1. 予防医学, 2. 健康科学, 3. 病院組織, 4. 医療機器, 5. 医療技術, 6. 治療手技, 7. 福祉・リハビリテーション, 8. 精神医療からなっている。なお，多くの著者で分担執筆したので表現がやや不揃いの点があるかと思われるがご容赦願いたい。できる限り平易な表現となるように努力してあるが，やや難解な部分も含まれているかと思う。また，図表については必要最小限にしてある。関連図書により補っていただきたい。

最後に原稿の整理など編集に尽力された，助手の永岡 隆氏（現 静岡県立静岡がんセンター）およびコロナ社に深謝申し上げる。

2007年1月

早稲田大学名誉教授　内山明彦

目　　　次

予 防 医 学

遺伝子解析と予防医学…2

感染症の逆襲…4

感染症の法的処置と権利侵害…6

生活習慣病予防と補完・代替医療…8

ヘルスプロモーションと行動変容…10

免　　　疫…12

抗　　　体…14

健 康 科 学

栄養と健康…16

休養と健康…18

運動と健康…20

学校の健康支援…22

就労形態の多様化と従業員の健康…24

シフトワーク…26

ワークシェアリング…28

感情状態と健康度…30

異常環境下の生体反応…32

病 院 組 織

患者本位の医療・参加型医療…34

時間制約と作業精度…36

ヒューマンエラーと情報処理特性…38

ヒヤリハット経験と組織環境コントロール・・・40

裁量性と対処行動・・・42

チーム医療の有効性・・・44

医療関係者教育再編・・・46

医 療 機 器

脳 波 計・・・48

心電図モニタ・・・50

ホルター心電計・・・52

心電図テレメータ・・・54

筋 電 計・・・56

眼 圧 計・・・58

酸素飽和度計・・・60

血 流 量 計・・・62

血 圧 計・・・64

カプセル型内視鏡・・・66

X 線 CT・・・68

MRI・・・70

オープン MRI・・・72

PET・・・74

ステント・・・76

人 工 血 管・・・78

人 工 心 臓・・・80

透 析 器・・・82

マイクロ波治療器・・・84

心臓ペースメーカ・・・86

EMC・・・88

AED・・・90

手術用ロボット…92

医 療 技 術

　超音波診断…94
　負荷テスト…96
　MEG…98
　血液分析…100
　細 胞 診…102
　DNA診断…104
　医用画像処理…106
　PACS…108
　クリニカルパスの運用…110
　統 合 医 療…112

治 療 手 技

　低侵襲治療…114
　超音波破砕…116
　放射線治療…118
　遺伝子治療…120
　DDS…122
　再 生 医 療…124
　救 急 医 療…126
　人 工 弁…128
　臓 器 移 植…130
　中 国 医 療…132

福祉・リハビリ

　福 祉 機 器…134

装　　　具… 136
高齢者の作業能力・自立支援… 138
感 覚 代 行… 140
補 聴 機 器… 142
義足・義手… 144
歩行補助機器… 146
福 祉 車 両… 148
車いす・電動車いす… 150
視覚障害者用歩行誘導システム… 152
介護支援機器… 154
介護用ベッド… 156
介護用ロボット… 158
社 会 福 祉… 160
高齢者・障害者用情報通信補助… 162
リハビリテーション… 164

精 神 医 療

ストレスマネジメント… 166
五感とこころ… 168
感情とコミュニケーション… 170
からだ言葉… 172
フィードフォワードプロセスと健康行動… 174
精神心理療法… 176

索　　　引… 178

本書の使い方

本書では，キーワードを8分類としている。ページ順に読めば，予防医学から福祉・リハビリの流れに準じて知識を得ることができる。また，興味のある特定の分野だけ読み進めることも可能である。

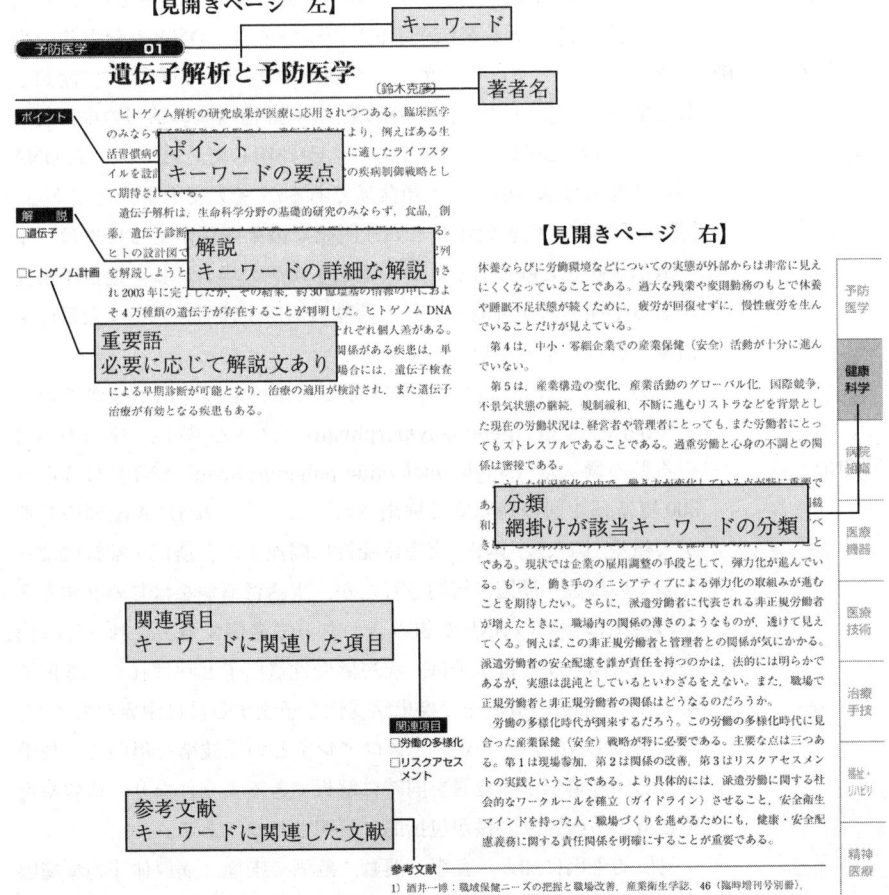

予防医学　01

遺伝子解析と予防医学
〔鈴木克彦〕

ポイント

ヒトゲノム解析の研究成果が医療に応用されつつある。臨床医学のみならず予防医学の分野でも，遺伝子検査により，例えばある生活習慣病のリスクを予測し，発症前から個々人に適したライフスタイルを設計するような分子予防医学が，次世代の疾病制御戦略として期待されている。

解　説

□**遺伝子**

□**ヒトゲノム計画**

□**SNP**

遺伝子解析は，生命科学分野の基礎的研究のみならず，食品，創薬，遺伝子診断などのバイオ産業，医療分野にも応用されている。ヒトの設計図である遺伝子DNAについては，DNAの全塩基配列を解読しようとするヒトゲノム計画が1991年に国際協力で開始され2003年に完了したが，その結果，約30億塩基の情報の中におよそ4万種類の遺伝子が存在することが判明した。ヒトゲノムDNAの塩基配列は基本的には人類共通であるが，それぞれ個人差がある。「遺伝子異常＝疾患発症」という明確な因果関係がある疾患は，単一遺伝子疾患と呼ばれる。単一遺伝子疾患の場合には，遺伝子検査による早期診断が可能となり，治療の適用が検討され，また遺伝子治療が有効となる疾患もある。

一方，ある疾患において健常者と比べ特定の遺伝子型が多いことを遺伝子多型（gene polymorphism）といい，特に一塩基のみ異なる型の個人差（single nucleotide polymorphism：SNP）は300～500塩基に1回の高頻度で検出され，このようなDNA配列の多型が人種差，個人差，体質，疾患感受性に関連する。遺伝子解析によって多くの疾患の原因が解明されたが，生活習慣病をはじめとする多くの疾患は複数のSNPが組み合わさって発症する。これらの多因子疾患に関与する遺伝子は，疾患感受性遺伝子と呼ばれる。多因子疾患では，単一の遺伝子で疾患感受性を予測するには限界があるが，現在ではDNAチップやマイクロアレイという技術を用いて，数千数万という遺伝子の変異を同時に解析できるようになり，体質や疾患と遺伝子の因果関係が包括的に解明されつつある。

遺伝的素因に加え，食事，運動，飲酒，喫煙，病原体等の環境因子が生活習慣病の発症に及ぼす影響が遺伝子発現レベルから研究さ

れ，疾患発症における遺伝的要因と環境要因の相互関連性が解明されつつある。例えば糖尿病の95％を占めるⅡ型糖尿病（成人型糖尿病）は，インスリン抵抗性やインスリン分泌不全を引き起こす遺伝的素因を基礎に，過食，運動不足，肥満，ストレスなどの環境要因が加わって発症するが，個々の環境因子の感受性にも個人差がある。このようにヒトの遺伝子配列から遺伝的素因や病態機序を明らかにする分子病態学の研究成果が，疾患の診断・治療に応用されようとしている。

　従来の病名診断に基づく画一的な治療に対して，各人の持つ遺伝子の違いから，例えば薬剤代謝酵素の遺伝的多型に基づいて個々人に適した薬剤の使用（有効薬剤の選択，副作用の回避・軽減など）や生活指導への応用が検討されている。このように個人の体質に基づいて医療が個別化されることを □**オーダーメイド医療**（テーラーメイド医療）と呼ぶ。

　日本に限らず世界各国で医療費の増大が問題となっており，予防医学の重要性が指摘されているが，ゲノム研究の成果も予防医学の分野に応用されようとしている。遺伝子検査によって，自分がどの疾患にかかりやすいかリスク診断し，さらに食事や運動，ストレス対処法等のライフスタイル上の危険因子制御に関する有効性の情報が得られれば，疾患の発症を防いだり遅らせたりすることが可能となる。しかしこのような因果関係については現在研究レベルの段階であり，安易にSNP等の遺伝子検索がなされ，効果が不明なサプリメント等の販売に悪用される可能性や，遺伝子解析が個人のプライバシーや差別の問題を生み出す危険性もあり，新しい科学技術に派生する倫理的問題にも慎重に対応していく必要がある。

参考文献
1) 分子予防環境医学研究会 編：分子予防環境医学，生命科学研究の予防・環境医学への統合，本の泉社（2003）
2) 堀内正嗣，福田恵一，森下竜一 編：生活習慣病と遺伝子疾患，メディカルレビュー社（2002）

予防医学 02

感染症の逆襲

〔町田和彦〕

ポイント

19世紀の中頃まで伝染病は病原体もわからず，人類最大の敵であったが，20世紀になると上下水道の完備，衛生教育の成果，栄養学の発展，病原体の解明，抗菌剤や有効なワクチンの開発などにより，死亡者は激減し，1970年代前半には感染症は過去の問題とみられるようになった。しかし，そのような人間の思惑とは逆に1970年代後半になると病原微生物の逆襲が始まった。

□病原微生物の逆襲

解　説

□エボラ出血熱

1970年代後半エボラ出血熱（致命率40～90%のウイルス性疾患）が，さらに1981年にはエイズが明らかになった。これらは密林の中である種の動物と共存関係にあった病原微生物が，人口の増加に伴う乱開発のために人々と触れ合うようになって起こった感染症で，1970年以降だけを見ても**表1**のように多く知られるようになった。

表1　年代別おもな新興感染症の出現

年代	おもな新興感染症
1970年代	クリプトスポロジウム（水道水），＊エボラ出血熱ウイルス，レジオネラ菌（空調設備）
1980年代	毒素産生性ブドウ球菌（変異），腸管出血性大腸菌感染症（O157他，変異），＊ライム病ボレリア，＊HIV（エイズ）ウイルス，ヘリコバクター・ピロリ菌（胃潰瘍・胃がん）
1990年代	＊グアナリトウイルス（ベネズエラ出血熱），＊シンノンブルウイルス（ハンタ肺症候群），＊サビアウイルス（ブラジル出血熱），プリオン（BSE・狂牛病），＊トリ型インフルエンザH5N1
2000年代	＊トリ型インフルエンザH7N7，＊SARSコロナウイルス

＊　開発または人口増加による拡散の可能性の強いもの

□抗菌剤の乱用

一方，腸管出血性大腸菌の存在は米国では1977年からの発症が確認されている。このような従来はそれほど毒性が強いと思われなかった菌が大きな抗原変異を起こした例はブドウ球菌，連鎖球菌というように近年多くなっている。その原因の一つとして抗菌剤の乱用が挙げられる。一時は終息に向かっていた結核や肺炎球菌が多剤耐性菌として猛威を振るようななり，ほとんどの抗生物質が効かないメチシリン耐性黄色ブドウ球菌（MRSA）やバンコマイシン耐性腸球菌の出現を見るようになってきた。

□動物由来感染症　　もう一つ人類が直面している感染症との闘いは動物由来感染症である。マラリアは年間数億人の感染者と100万人単位の死亡者を出しており，地球環境の温暖化の進行とともに温帯地方にも再来することが警鐘されている。1999年に突然ニューヨーク周辺で流行したウエストナイル熱は全米中に急速に拡大し，いまや全米で毎年数百人の死亡者を出すようになった。20世紀末香港で死者の出た鳥型インフルエンザはその後も欧州や東南アジアで流行し，特に鳥類に対する致命率の高さと，ヒトからヒトへの感染への変化が危惧されている。2003年前半に重篤な肺炎を起こして世界中をパニックに陥れたSARSの感染源はいまだ特定されてはいないが，野生動物を食べる習慣からきていると思われる。

2001年9月11日の米国の同時多発テロに続いた炭素菌テロ事件は人為的な感染症の恐怖を警告することになった。恐ろしいのは国家レベルより，狂信的団体や自爆テロのような個人的テロ活動が生物兵器を使った場合である。核兵器開発と異なり，生物兵器はごく小さな研究施設でも開発は可能であるし，自爆テロのように本人が死を覚悟して使うのなら容易に目的は達成されることになる。

□個人的テロ活動

このように見ていくと今後の推移いかんによっては感染症は人類の生存において大きな鍵を握ることになる。その解決には国家間の取り決めや対象国の秩序ある開発や予防措置の徹底，抗菌剤乱用禁止の徹底などが必要なのは当然であるが，個人的な対策として免疫力を上げていく努力が必要である。われわれの研究室ではこの10数年ライフスタイル（おもに適度な運動習慣とストレスの生体影響）と生体防御機能（特に非特異免疫能）の関係を調べてきたがこれらの間には大きな相関関係が認められている。生活習慣病のみならず免疫力の向上にもライフスタイルは密接な関係を持つので食生活も含め，よいライフスタイルの実行をぜひ勧めたい。

□ライフスタイル

参考文献

1) 町田和彦：感染症ワールド―免疫力，健康・環境，早稲田大学出版部（2005）
2) 今岡浩一：動物由来感染症の最近の話題，Modern Medicine，49，12，pp.337～346（2003）
3) 山口恵三 編：新興再興感染症，日本医事新報社（1997）
4) 鈴木 力：人体とウイルス，集英社（1996）

予防医学 03
感染症の法的処置と権利侵害
〔河原直人〕

ポイント

◆**感染症に対する法的処置をめぐる展望**

　感染症についての公衆衛生戦略を考える際,予防施策のみならず,積極的対応も不可欠である。しかし,それは従前の偏見・差別意識に基づく隔離の発想に依拠するものであってはならない。患者の人権尊重と福利厚生の法的枠組み,および社会理解のあり方を考えていくことこそ,わが国の保健・医療・福祉が国際水準たるための最重要課題の一つとして挙げられよう。

解　説

◆**初期の法的処置 ― 伝染病予防法 ―**

　これまでのわが国の感染症をめぐる法的な処置は,深刻な人権侵害をも絶えずはらむものであった。とりわけ,1897年に制定された「伝染病予防法」は,患者を強制隔離することを規定し,著しい人権侵害を随所でさらに誘発させる要因となった。

◆**懲戒検束権と患者権利侵害の歴史 ― 癩(らい)予防法 ―**

□懲戒検束権

　これまでにも,国家の公衆衛生戦略によっては,患者への深刻な人権侵害をもたらしうるということを示す例が多数報告されてきた。例えば,療養所内での作業強制,断種手術・妊娠中絶,療養所長の懲戒検束権などが挙げられる。懲戒検束権では1916年の国立療養所患者懲戒検束規定（1931年1月30日認可）により,秩序維持のため,裁判を行わずに患者を処罰できるとされている。これは所内における実質的な司法権・警察権を意味するものであった。これによって恣意(しい)的で重大な人権侵害が数多く行われてきたことが,1998年7月以来のハンセン病国賠訴訟をめぐる一連の訴状で判明している。同法は1996年に廃止されたが,根強い社会的偏見・差別など,なお留意されるべき点は多い。

◆**再興感染症と新興感染症**

　近年,国民の公衆衛生水準や健康意識の向上,人権尊重についての社会的要請等,感染症に対する環境は大きく変容しつつあり,関連する法体系の前提となる諸要件も見直されるようになった。併せて,1990年代から懸案となっている結核等の再興感染症や,新興感染症の発生にも対応しうる,新たな法的処置の体系整備が急務と

なった。

□ 再興感染症　　再興感染症 (reemarging infectious disease) とは既知の感染症で、公衆衛生において問題とならない程度にまで患者数が減少していた感染症のうち、最近約20年間のうちに再び流行しはじめ、患者数が増加傾向に転じた感染症を指す。代表的な再興感染症としては、結核、ペスト、コレラ、マラリア、髄膜炎菌性髄膜炎などである。

□ 新興感染症　　新興感染症 (emerging infectious disease) は、最近約20年間で新たに発見され、新しく認識された感染症で公衆衛生において問題となる感染症を指し、SARS (重症急性呼吸器症候群)、エイズ、病原性大腸菌O157、エボラ出血熱、狂牛病、などである。

◆現代の法的処置 ― 感染予防法の施行

1999年には、旧来の伝染病予防法、性病予防法、エイズ予防法の3法が統合され、新たに「感染症予防法」が施行された。同法の施行によって、ハンセン病やエイズも含む、包括的な感染症対策についての法体系が機能することになった。この新法では、伝染力および罹患した場合の重篤度から判断される危険性の高い順に、原則入院となる1類から発生動向把握のための4分類などが設けられた。これにより、「感染症予防法」と従来の「結核予防法」の2法に基づき、国内感染症対策が講じられることになった。2003年には、「感染症予防法」が改正され、SARSなどの対象疾患が追加された。また、同法改正により、旧来4類感染症に分類されていた疾患が改編され、検疫や動物由来感染症の対策強化のための積極的な措置を講じることができる (新) 4類感染症と、従来どおり発生動向の調査のみを主眼とする (新) 5類感染症が新設された。

参考文献

1) 町田和彦：忍び寄る感染症, 早稲田大学出版部 (1999)
2) 町田和彦：感染症ワールド－免疫力, 健康・環境, 早稲田大学出版部 (2005)
3) 木村利人：バイオエシックス・ハンドブック－生命倫理を超えて－, 法研 (2003)
4) 感染症情報センター：http://idsc.nih.go.jp
5) 日本感染症学会：http://jsstd.umin.jp/hyousi.html
6) 高松宮記念ハンセン病資料館：http://www.hansen-dis.or.jp/

予防医学 04
生活習慣病予防と補完・代替医療
〔鈴木克彦〕

ポイント

□東洋医療

　肥満，糖尿病，高脂血症，高血圧症などはその原因が生活習慣と密接に関連しているため生活習慣病（lifestyle-related diseases）と呼ばれる。一方，補完・代替医療（alternative and complementary medicine）とは，東洋医療（漢方，鍼灸），栄養補助食品，運動療法など現代西洋医療以外の方法によって治療を行うものである。生活習慣病のように相互に合併する慢性疾患に対しては，薬物療法のみでは限界があるため，健康を全般的に回復させる治療・予防法の一つとして，近年補完・代替医療が注目されている。

解　説

□生活習慣病

　わが国では，世界的に例を見ないほどの人口の急速な高齢化と国民医療費の約半分にも及ぶ老人医療費の増加が大きな社会問題となっている。今日の疾病構造は，悪性新生物(がん)，虚血性心疾患(狭心症，心筋梗塞)，脳血管疾患（脳梗塞，脳出血）で死因の過半数を占める。これらの危険因子となる肥満，糖尿病，高脂血症，高血圧症，あるいは骨折の原因となる骨粗鬆症等は加齢に伴い増加するが，過食・偏食や過度の飲酒・喫煙，運動不足等の不適切な生活習慣と密接に関係しているものとして，従来の「成人病」に代えて今日では「生活習慣病」と総称されている。最終的に寝たきりや認知障害を増やし，国民医療費，介護療養費を増加させるため，その予防や早期発見・早期治療は重要な今日的課題である。

　生活習慣病の概要を概説すると，まず肥満は高血圧，糖尿病，高脂血症，動脈硬化症などの発症・増悪因子であり，今日の生活習慣病主体の疾病構造においては，「肥満は万病のもと」とさえいわれている。栄養過多，肥満，運動不足等が原因となり発症するインスリン非依存型糖尿病（成人型糖尿病）は近年増加傾向にあり，40歳代になると10人に1人は罹患しているとされる。同じく栄養過多と運動不足が原因となる高脂血症では，コレステロールを血管内壁に沈着させ動脈硬化を促進する低密度リポ蛋白コレステロール（LDL）と中性脂肪（TG）の血中濃度が上昇する一方，末梢組織から余剰のコレステロールを回収する高密度リポ蛋白コレステロール（HDL）が減少するため，動脈硬化の危険性が高まる。高血圧は，

塩分の過剰摂取やストレスなど種々の要因により発症する。これらの疾患は，環境要因と個々人の遺伝的要因が組み合わさって慢性的な経過を経て発症し，動脈硬化を促進して最終的に脳卒中や虚血性心疾患を増加させる。

□補完・代替医療　補完・代替医療は，現代西洋医学以外の方法による治療であり，漢方・鍼灸・アーユルベータなど各国の伝統医学・民間療法，栄養補助食品・絶食・菜食・長寿食・ハーブなどの食事・ハーブ療法，バイオフィードバック・催眠療法・リラクゼーションなどの心理療法，感覚に訴えるアロマセラピー・音楽療法，からだを動かす太極拳・ダンスセラピー・運動療法，物理的刺激を利用した温泉療法・指圧・マッサージ・カイロプラティック，動・植物を育てて安楽を得るアニマルセラピー，園芸療法など多くの種類が存在する。これらは方法論のみならず，効果，作用機序に関する科学的根拠が確立されていないものもある。しかし生活習慣病のように発症要因が複雑であり，相互に合併する慢性疾患に対しては，薬物療法では限界があり，補完・代替医療は健康を全般的に回復させる治療・予防法として注目されている。

　　　　　　　　補完・代替医療の意義としては，西洋医学による医療費の高騰に対し，欧米では比較的安価な補完・代替医療を取り入れ，医療費削減を図り，両者をうまく組み合わせて，全人的で生活の質（QOL）
□統合医療　を考慮した理想的な統合医療を実現しようとしている。しかしわが国では，漢方を除くほとんどの補完・代替医療は公的医療保険の適応外であり，患者の負担増につながる。また，通常の医学部では講義されていない医学分野であり，医療関係者の知識を向上させる必要がある。さらに補完・代替医療施術者の資格，養成機関についても，一定の基準を設けて認定していく必要がある。

参考文献
1）今西二郎 編：医療従事者のための補完・代替医療，金芳堂（2003）
2）日本補完代替医療学会ホームページ：http://www.jcam-net.jp/

予防医学　05

ヘルスプロモーションと行動変容
〔竹中晃二〕

ポイント

健康づくりのプログラムの対象者には，健康行動に関わってさまざまなタイプが存在する（図1）。地域および職域の健康づくりでは，対象者のニーズを絞り，それに応じた介入を行い，成果を得るような工夫が必要である。最も医療費がかかる対象者は，疾病保持者で，日常生活における疾病の管理に重きがおかれる（疾病管理）。つぎに，一般に行われている試みとしては，例えば会社の健康診断で，リスクが高いと判断された従業員に，定期的に監視・指導を行うことである（疾病予防）。しかし，ここでの対象者は，疾病回避の考え方が中心でしかなく，大半は「その場を乗り切れば」程度の意識しか持ち合わせていない。生活習慣病は，時間をかけて進行していくために，時間をかけて対処していくほかない。さらに，加齢とともに疾患に対する罹患率が上昇することを考えれば，現在は健康な人たちへの介入も視野にいれた取組みが重要である（ヘルスプロモーション）。しかし，このような対象者に対する介入は本人に自覚がないために最も困難とされている。

□ヘルスプロモーション

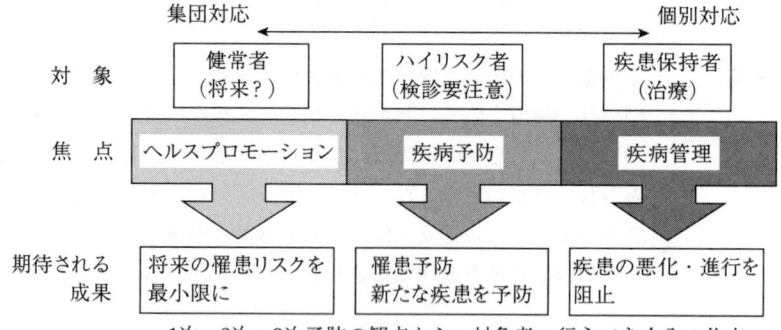

図1　健康づくりのプログラム

解説

ヘルスプロモーションの入口にあたる参加者母数を増加させる新しい試みも始まっている。単に，プログラムに参加者を募り，応募者だけを対象とする従来のアプローチ（reactive, passive approach）

から，マーケティングの考え方を取り入れ，積極的に参加者を増やすアプローチ（proactive, outreach approach）への転換である。最近，特に，ヘルスプロモーション・プログラムの起案者は，医療関係者からの知識伝達型・指示型であった従来の内容だけでなく，健康行動の採択・維持をいかに行わせるかという行動科学の知見を積極的に採用するようになってきた。知識が必ずしも行動を生むものではなく，行動を採択・維持させる方策を誰もが求めだしたためである。

行動の維持や継続は，アドヒアランス（adherence）と呼ばれている。理論やモデルを基にした健康行動介入プログラムの開発は，アドヒアランスを強化するために，特に合理性を重んじる米国において盛んに行われてきた。米国でのヘルスプロモーション活動は，川の流れにたとえて大きく三つのアプローチによって行われている。『上流アプローチ』としては，環境や規則に働きかけて大多数の人々の健康行動を維持させていこうと試みる。現在，公共の建物内はすべて禁煙である。歩きやすく魅力的な階段を作ることは，エスカレータよりも階段を選択する人の数を増加させる。二つめの『中流アプローチ』としては，地域や学校，職場で行われるようなヘルスプロモーション・プログラムで，いくつかの理論やモデルを基にした介入が行われ，着実に効果をあげている。最後の『下流アプローチ』は，個人に焦点を絞った介入であり，個々人によって異なって現れる行動の継続を妨げる要因，いわゆる『バリア要因』の除去や動機づけを意識した介入である。アドヒアランスの考え方では，実践者の選択権が特に重視され，「随意的でしかも自由選択的な過程」と定義されており，このことは行動の維持・継続に関連して，不健康な生活を送ることと比べて，健康的なライフスタイルを実践するという選択権を自らが持っていることを意味している。そこで，健康関連職従事者には，対象者自らが健康的な選択をできるように，援助を行っていくという活動が求められる。

□アドヒアランス
個人およびヘルスケアの専門家が，相互に満足し，肯定的な健康関連の結果を導くような一連の活動が継続し，随意的でしかも自由選択的な過程

参考文献
1) J. F. サリス，N. オーウェン 著，竹中晃二 監訳：身体活動と行動医学，北大路書房（2000）
2) W. P. モーガン 編，竹中晃二，征矢英昭 監訳：身体活動とメンタルヘルス，大修館書店（1999）

予防医学　06

免　疫

〔鈴木克彦〕

ポイント

免疫とは，体外から侵入した微生物や異物，あるいは体内に生じた異常物質や老廃物，病的細胞などを排除し，体内の恒常性を維持しようとする生体防御の仕組みを指す。多種類の細胞や液性因子が協働作業をおりなすが，栄養失調，高齢やエイズにみられるような免疫不全状態では感染症や悪性腫瘍（がん）の増殖をまねき，逆に過剰な免疫応答はアレルギー疾患や自己免疫疾患を引き起こす。

解説
□白血球
□食細胞
□リンパ球

免疫系を構成する細胞は白血球（leukocyte）と総称され，食細胞（phagocyte）系とリンパ球（lymphocyte）系に大別される。食細胞は，アメーバのように運動し微生物や異物を細胞内に取り込んで分解する食作用（貪食）を専門とする細胞で，好中球，単球，マクロファージなどを指す。一方，リンパ球はおもにTリンパ球，Bリンパ球，ナチュラルキラー細胞に大別される。

抗原（antigen）とは，生体に投与すると抗体（antibody）を産生させ，免疫応答を誘導するもと（原）となる物質を指す。リンパ球の抗原受容体や抗体（免疫グロブリン：予防医学07参照）は，ある抗原のアミノ酸数個の違いまで区別でき，抗原と特異的に結合できるが，これを特異性（specificity）と呼び，このような特異的な免疫反応を特異免疫（specific immunity）と呼ぶ。特異免疫は，おもにTリンパ球による細胞性免疫（cell-mediated immunity）と，おもに体液中の抗体（Bリンパ球によって産生される）による体液性免疫（humoral immunity）とに大別される。

いったん免疫系に認識された抗原情報は，その抗原に特異的に応答する記憶細胞（Tリンパ球・Bリンパ球）として体内に保存されるため，個体は再度侵入した同一の抗原を効率的に処理できる。このような免疫学的記憶を通じて，実際の感染や予防接種（ワクチンvaccine）によって後天的に獲得される感染抵抗力（感染症の二度なし）を獲得免疫（acquired immunity）ないし適応免疫（adaptive immunity）と呼ぶが，「疫を免れる」という免疫の最も重要な機構である。

免疫系は狭義にはTリンパ球・Bリンパ球と抗体による特異的な

免疫反応を指すが，このような特異性がなくても異物を認識し排除できる生体防御の仕組みが存在し，これを非特異免疫（non-specific immunity）ないし自然免疫（innate immunity）と呼ぶ。例えば食細胞による食作用，ナチュラルキラー細胞によるがん・ウイルス感染細胞の破壊，補体の異物溶解反応などは抗原特異的な反応ではないが，広義の免疫系に含まれる。なお，このような非特異的な自然免疫系には，免疫学的記憶は伴わない。

免疫学的に，自己とは個体の正常な構成成分を指し，本来免疫系が攻撃してはならないものである。免疫系の自己と非自己の識別は，Tリンパ球が胸腺（thymus）で分化する過程で教育を受け獲得する。自己に反応する免疫異常としては自己免疫疾患（autoimmune disease）があり，例えば関節リウマチでは，免疫系が自己の関節組織を攻撃し関節に炎症や変形をきたす。

一方，非自己とは自己以外の異物を指し，微生物，毒素，異種タンパクなど体外から侵入しうるあらゆる物質（外来性抗原）と，がん細胞など体内で生じた異常な抗原（内因性抗原）を指し，個体の恒常性を維持するために排除すべき物質である。非自己に対して十分に免疫応答を行えない状態を免疫不全と呼ぶが，この場合，感染症や悪性腫瘍（がん）の増殖をまねく。一方，非自己に対する過剰な免疫応答としてはアレルギー疾患（allergic disease）があり，例えば花粉に対して鼻炎症状を起こす花粉症，ハウスダスト等による気管支喘息，魚肉などによるじん麻疹などの過敏反応が引き起こされる。

このように免疫系は，自己と異なる物質（非自己）を識別し排除する生体防御機構であるが，その機能の低下も亢進も健康に有害な影響をもたらすため，適切に維持される必要がある。

参考文献
1) 森口　覚，山本　茂，酒井　徹　編：管理栄養士講座　感染と生体防御，建帛社（2004）

予防医学 07
抗　体
〔鈴木克彦〕

ポイント
□免疫グロブリン

解　説

　抗体（antibody）とは，抗原に特異的に結合するたんぱく質で免疫グロブリン（immunoglobulin：Ig）と呼ばれる。ここでは，抗体の構造，機能，生物学的役割，臨床的応用について概説する。

◆**抗体の分子構造と機能**

　抗体分子は，2本の重鎖（heavy chain：H鎖）と2本の軽鎖（light chain：L鎖）が左右対称に全体としてY字型の一量体を構成する（図1）。ある抗原に対する抗体が別の抗原とは結合しないという特異的な関係は，Y字の二つの先端部に可変領域（variable region：V領域）と呼ばれるアミノ酸配列に多様性のあるポケットのような立体構造があり，そこに特定の抗原を相補的に結合できることによる。一方，可変領域以外のアミノ酸配列は，どの抗体で

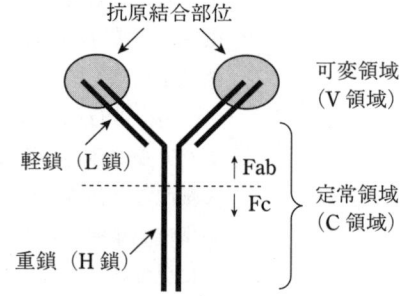

図1　免疫グロブリンの基本構造

もほぼ共通なので定常領域（constant region：C領域）と呼ばれるが，この部分は白血球表面のIgの受容体への結合や補体活性化に関与する抗体の機能発現に関わる部分である。

◆**抗体の種類と役割**

　重鎖の定常領域には五つの種類（$\gamma, \alpha, \mu, \delta, \varepsilon$）があり，それによってIgはそれぞれIgG，IgA，IgM，IgD，IgEの5種類に分類される。

　IgGは一量体として存在し，分子量15万で5種類のIg中最小である。血液（血清）中のIgの約80％を占め，半減期は3週間で最も安定である。生物学的役割としては，補体結合性，オプソニン活性（食細胞による貪食促進），ウイルスや毒素の中和作用などがある。またIgGは胎盤通過性があり，胎児の感染防御に寄与する。

　IgAは血清Igの10〜20％を占め，その約80％は一量体として存在するが，唾液，鼻汁，乳汁などの分泌液には二量体の分泌型

IgAが存在し（図2），粘膜免疫の主体を担う。分泌型IgAはJ鎖（joining chain）で2分子が連結され，粘膜上皮細胞が付加する分泌成分は，分泌型IgAの粘膜下から管腔側への輸送と蛋白分解酵素からの保護に役立つ。

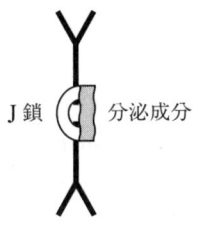 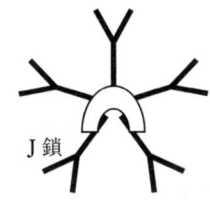

図2　分泌型IgA（二量体）　　　図3　IgM（五量体）

IgMは血清Igの3〜10％を占め，J鎖で五量体に束ねられており（図3），分子量が90万と最大である。初回の免疫応答で初期抗体としてIgGより先に出現するが，半減期は5日と減少するのも早い。10価の抗原結合部位を持つため，細菌などの多価抗原に効率よく結合して高い凝集能を示し，補体結合性もIg中最も強いため，免疫応答初期の異物処理に役立つ。なお胎盤通過性はないので，新生児臍帯血にIgMの上昇があれば，子宮内感染を疑う。

IgEは血清Igで最も微量（IgGの100万分の1）であるが，好酸球，好塩基球，肥満細胞への結合能が強く，寄生虫排除に寄与するが，I型アレルギー（即時型過敏反応）の原因にもなる。

□モノクローナル抗体

モノクローナル抗体は一種類の抗原決定基のみと反応する純粋な単一の抗体で，一種類の抗体産生細胞のみから細胞培養技術によって作られる。物質の分子構造の解析や微量物質・細胞表面抗原の同定・測定に利用される。

免疫グロブリン製剤は多数の健常人血清を集めてIgG分画を精製・濃縮したもので，重症感染症の患者に静脈注射すると，製剤中に少量ながら含まれる病原体に対する特異抗体が感染防御能を発現する。ある特定の病原体に対して高い抗体価を示す血清からIgG分画を得る場合もある。また自己免疫疾患の治療にも応用されており，その大量投与（免疫グロブリン大量療法）によって自己抗体の産生が抑制され，症状が軽減する治療法もある。

健康科学 01 栄養と健康

〔今泉和彦〕

ポイント
□運動・栄養・休養
□生活習慣病

健康の保持・増進には運動・栄養・休養が不可欠とされている。近年，健康の保持・増進には適当な栄養をとることがきわめて重要であり，特に長期間にわたって過度な食生活や飲酒習慣のある人に運動不足，ストレス，喫煙などが加わることによって生活習慣病になりやすいことが指摘されている[1]。ここでは健康的な生活を送るためにはどのような食事を心がけるべきかについて述べる。

解説

人間の健康を保持・増進するためには適度に身体を動かし，適度な食事から栄養素を摂取し適度に休むこと，すなわち運動，栄養，休養が不可欠である。一般に，長期間にわたる過度な食生活や飲酒の習慣を持っている人に運動不足，ストレス，喫煙などが加わると，がん，心臓病，脳卒中，糖尿病に罹りやすいことが知られている。これらの症状はわが国の死因の上位を占めるもので，通常，生活習慣病と呼ばれている。これら生活習慣病のうち虚血性心疾患のような心臓病や脳血管障害のような脳卒中はいずれも動脈硬化症と呼ばれている。これらの危険因子（risk factor）には糖尿病，高脂血症，高血圧，喫煙，肥満，運動不足，ストレスなどがあり，その中には栄養が深く関わっている。例えば，動脈硬化症の危険因子の一つで

□糖尿病

ある糖尿病について厚生労働省が 2002 年に実態調査を行った結果，わが国の糖尿病患者は約 740 万人，糖尿病の可能性が高い人は 880 万人，計 1 620 万人とされている。この値は成人 6.3 人に 1 人ときわめて多いことがわかる。糖尿病は I 型と II 型に分類でき，I 型は

□インスリン

インスリンの分泌がほとんどないもので，インスリン治療を続けなければ生命の維持が困難なケースである。それに対して II 型は末梢組織でのインスリン分泌量増大にインスリンの供給が追いつかなくなって発症するケースである。この II 型はインスリン抵抗性という遺伝要因に過食，特に動物性脂肪摂取の増加，運動不足，肥満，ストレスなどのような環境要因，さらには加齢による影響が加わって発症することから，明らかに生活習慣病である。この病気には栄養が深く関わっている。

糖尿病の大部分を占める II 型は高齢化や食生活の変化によって

今後さらに増え続け，2010年には1000万人を超えることが予想されている[2]。糖尿病は環境要因を取り除くこと，すなわち生活習慣を是正することがこの病気の治療法であり，予防法でもある。したがって，食事制限により過食による相対的インスリン欠乏を避け，運動によって末梢組織のインスリン作用を高めることが重要である。特に肥満を食事制限と運動によって減らし，インスリン作用を改善することが必要である。

以上のように，健康の保持・増進には栄養が不可分であり，食による健康の予防の問題を考える必要がある。そこで健康づくりにはどのような食生活とすべきかが重要となる。その指針[3]としては，多様な食品で栄養のバランスを取ること，目安として1日当り30食品をとること，食べ過ぎに気をつけて肥満を予防し，からだをよく動かして食事内容にゆとりを持つこと，脂肪を取り過ぎないようにし，動物性脂肪より植物性の油を多めに取ること，食塩は1日10g以下とすること，楽しい食事にすることなどがきわめて重要である。

最近では年齢層や個々人の特性に応じた対象特性別食生活指針が示されている。例えば，成人の食生活指針では，主食，主菜，副菜をそろえていろいろ食べても食べ過ぎないようにすること，食事はいつも腹八分目とし，運動を十分行って食事を楽しむこと，塩辛い食品を避けて無理なく減塩すること，動物性脂肪，植物油，魚油をバランスよく取ること，生野菜，緑黄色野菜を毎食取ること，牛乳，小魚，海藻を取ること，糖分を控えること，禁煙をして飲酒を控えめにすること，などが強調されている。また，高齢者の食生活指針としては，低栄養に気をつけること，何でも食べて食べ過ぎないこと，副食やおかずから食べること，食事はゆっくりと欠かさないこと，身体を動かすこと，食事をおいしく楽しくとることなどが推奨されている。

参考文献

1) 菅原 努 監修，大東 肇，西野輔翼，大澤俊彦，吉川敏一，吉川正明 編：食と生活習慣病－予防医学に向けた最新の展開－，昭和堂（2003）
2) 2003年8月7日付朝日新聞（平成14年度厚生労働省糖尿病実態調査（速報））
3) 島田豊治：健康づくりのための食生活指針・運動指針・休養指針，公衆栄養学・改訂第3版（田中平三 編），pp.145～152，南江堂（1997）

健康科学 02

休養と健康

〔今泉和彦〕

ポイント

健康の保持・増進には運動，栄養，休養が不可欠とされている。近年，健康の保持・増進には休養をとることがきわめて重要であることが認識されてきた。休養には「休む」側面と「養う」側面の働きがあるとされており，いずれも各人の生活設計の中に位置づけられるものである。

解説

□生活の質（QOL）

近年，わが国の人々の健康を取り巻く環境は大きく変化し，特に人口の高齢化や生活習慣病が増加し，健康の保持・増進や生活の質（quality of life：QOL）の向上に対する関心が急速に高まっている[1]。このような背景の中で健康を保持・増進するためには，適度な「栄養」や「運動」に加えて，日常生活に「休養」を取り入れた生活習慣が確立されなければならない。

一般に，健康は個人の生活に影響を及ぼす重要な要素である。その健康を自らが管理し，休養の意義を認識するとともに休養のあり方はどのようなものであるかを考える必要がある。

最近のわが国ではテクノストレス，単純作業，長時間勤務による過労が増加の一途をたどっている。それとは逆に，労働時間の短縮が進み，個人の裁量で余暇を使える時間が増え，個人の生活，仕事，余暇のパターンが大きく変化し，その多様化と個性化が急速に進んでいる。

休養とは一般に個人の価値観に位置づけられている場合が多く，しかも日常生活の中で必要に応じて行われている。しかし近年，休

□健康増進

養が健康増進という立場から再認識・再評価され，個人の生き方に関わる問題であるとの発想の転換がなされ，効果のある休養が各人の生活設計の中に位置づけられ始めている。

このような背景のもとに，健康づくりのための休養指針策定検討部会は1994年3月に健康づくりのための休養指針の報告書を提出した[1]。その報告書によると，休養には「休む」側面と「養う」側面の二種類の働きがあるとしている。「休む」側面は，おもに労働や活動などで生じた心身の疲労を安静や睡眠などで解消し，疲労回復を図って元の活力を持った状態に戻し，健康の保持を図るもので

ある。「養う」側面は，主体的に自らの身体的，精神的，社会的な機能を高めるとともに，健康の潜在能力を高めることによって健康の増進を図っていくものである。したがって，健康づくりのための休養は受動的な身体を「休む」だけの側面だけではなく，能動的な「養う」側面を含む広いものと解すべきであろう。具体的な健康づくりのための休養指針の内容は以下のようなものである[1]。

1) 生活にリズムを持つ　　例えば自己のストレスに早く気づくこと，睡眠は快適な目覚めがバロメーターであること，入浴で心身をリフレッシュすること，旅などで心を切り替えること，仕事と休養のバランスをとって能率を向上させ，過労を防止することなど。
2) ゆとりの時間でみのりのある休養をとる　　例えば1日30分自己の時間を見つけること，休暇を活かして真の休養にあてること，ゆとりの中に楽しみや生きがいを持つことなど。
3) 生活の中にオアシスを持つ　　例えば身近の中に憩いを持つこと，食事空間にもバラエテイを持つこと，自然に親しみ，心身に息吹を注ぐことなど。
4) 出会いと絆を豊かにする　　例えば楽しく無理のない社会参加をすること，絆の中で育むクリエイティブ・ライフにすることなど。

以上の内容を積極的に日常の生活に取り入れるためには，休養が自己回復のためにあるという視点を持つことである。そのため，自己のために時間を使うこと，自己のために何かを創ること，自らが人々の中で支えられているという自覚を持つこと，などが重要である。このように休養は個人の問題だけではなく，社会性や文化性を持たせることが大切である。健康の維持・増進は，社会，経済，個人の発展にとって重要であり，個人のQOLに大きく影響する。また，健康を自らコントロールし，改善していく過程で休養の役割がきわめて重要であることを認識する必要がある。

参考文献

1) 島田豊治：健康づくりのための食生活指針・運動指針・休養指針，公衆栄養学・改訂第3版（田中平三 編），pp.145～152，南江堂（1997）

健康科学 03

運動と健康

〔鈴木克彦〕

ポイント
□運動
□健康

解　説

　運動は生活習慣病の予防・治療に有効であり，健康を増進し，生活の質（QOL）を高めるうえでも有用である。そこで，運動の有効性とその機序，至適条件，注意点について概説する。

　肥満の大部分は，栄養過多と運動不足というエネルギー収支の不均衡による単純性肥満である。よって運動による肥満の予防・治療では，食事制限も同時に行う必要がある。運動強度としては，高強度よりも中等度の運動のほうが効果的であるが，これは運動中のエネルギー消費量のみならず，適度な運動は安静時の基礎代謝量も増加させるためとされる。

　高血圧に対しては，ウォーキングのような無理のない有酸素運動は予防・治療に有効であるが，重量上げのような力みを伴う運動は過度の血圧上昇を招くため避けるべきである。

　糖尿病に対しては，運動を定期的に行うと骨格筋でのインスリン作用（糖利用効率）が高まり，血糖コントロールが改善される。また筋量を増加させることもインスリン作用の改善につながるため，近年ダンベル等を用いた筋力トレーニングも推奨されている。ただし糖尿病の合併症を有する場合には慎重に運動を処方する必要があるし，インスリン依存型糖尿病では運動はケトーシス（体組織にケトン体が蓄積した状態）を助長するため禁忌となり，一律に運動を推奨すべきではない。

□トレーニング

　運動を習慣化すると脂質代謝も改善する。動脈硬化を促進する低密度リポ蛋白コレステロール（LDL）と中性脂肪（TG）の血中濃度は運動によって減少し，末梢組織から余剰のコレステロールを回収する高密度リポ蛋白コレステロール（HDL）は増加する。以上の危険因子の改善により，虚血性心疾患・脳血管疾患等の動脈硬化性疾患のリスクは軽減する。

　骨粗鬆症は，加齢に伴い骨密度が低下し骨折を招きやすくなる疾患であるが，運動は骨密度を高めるため有用である。骨折の予防には，骨密度のみならず筋力や柔軟性も重要となるため，有酸素運動のみならず筋力トレーニングやストレッチング体操も有用といえ

る。

　運動習慣は大腸がん，肺がん，乳がん等のがんのリスクを下げ，また感染抵抗力を高めることも多くの研究で示されている。これは適度な運動習慣により免疫能が強化されることが一部関与すると報告されている。

　老化に伴う体力の低下は身体活動量の低下と相まって不可避であり，中高年者の体力減退は日常生活における行動範囲の制約を招き生活の質（QOL）の低下につながるため，身体的運動能力の保持・増進は健やかな老後を送るうえで重要である。運動習慣によって，全身持久力（呼吸循環器系機能）の指標である最大酸素摂取量は改善する。トレーニング効果は運動量に依存して高められるが，運動量が少なくても長期継続することによりある程度効果が認められる。

　ストレスの多い現代社会では，精神面での健康管理も重要であるが，不安や抑うつ状態に対して適度な運動は治療効果を有する。運動はレクリエーション的に集団で行う機会も多く，高齢者の引きこもり防止や社会参加の場としての有用性も期待できる。

　実際の運動処方では，速歩程度の疲労を残さないような有酸素運動を1日20分から1時間まで，週に3日以上の頻度で長期間実施することが奨励されている。一方，1時間を越すような激しい持久性運動や力学的負荷が大きな運動を急に行うと，スポーツ傷害のリスクが高まる。よって無理な運動は避け，負荷は長期間かけて漸増すべきである。スポーツ事故としては，整形外科的傷害のほかに，心筋梗塞や不整脈による心臓突然死，熱中症が挙げられるが，事前のメディカルチェックと予防策（準備体操や水分補給等）で防止できる場合が多いとされる。よってスポーツを継続していく前には，年齢，性差，生活様式，運動歴，既往症（失神，胸部症状，心電図異常，血液・尿検査異常等）や現疾患の種類や程度を考慮して，運動の適否を判断する必要がある。

□生活の質（QOL）

参考文献
1) 佐藤祐造 編：高齢者運動処方ガイドライン，南江堂（2002）
2) 特集：患者さんの健康をどうコーディネートしますか？，治療，84，12，南山堂（2002）
3) 鈴木克彦：運動と免疫，日本補完代替医療学会誌，1，1，pp.31～40（2004）

健康科学　04

学校の健康支援

〔石井康智〕

ポイント

学校の健康支援は学校保健制度開始に始まる。明治期から第2次世界大戦までの概略と，第2次世界大戦後の健康に対する取組みを概観し，現在の学校保健制度と子どもの行動面を取り上げる。

解説

□学校保健

学校の健康支援は，義務教育における学校保健から始まる。学校保健は，1905年に岐阜県の学校トラコーマ対策に学校看護婦がおかれたことに始まる。その後，学校保健制度の整備がなされ，1922年に現在の養護教諭の先駆けとなる学校看護婦の設置が決められた。政府主導で国民学校制度（国民学校令の制定）(1941年)，学校教育法制定と養護訓導の養護教諭への名称変更（1947年）などを経て，第2次世界大戦後の学校保健制度につながっていく。

□WHOの健康の定義
完全な肉体的，精神的および社会的福祉の状態であり，単に疾病または病弱の存在しないことではない。

一方，1946年にWHO（世界保健機関）は健康を定義し，第2次世界大戦後の健康政策はそれをよりどころとした。1950年代の健康政策は，病原体からの感染症予防，体力・抵抗力の強化，およびそれらを含む健康教育が柱になった。教育による保健知識の増加は，日常の態度・行動を変え，健康回復維持という成果を出すと考えられた。1970年代に入って感染症への医療的対応はさらに進んだが，健康教育による保健知識普及は期待されるほどの健康支援・維持に十分な成果が見込めないことが明らかになってきた。心理学領域からは疾病の維持回復に，「ネガティブ－ポジティブ」の考え方の効果が検討され，"疾病状態から離れた理想的状態としての健康"を想定する健康信念モデル（health belief model）が提案されたのである。しかし，医療は感染症などの急性疾患に対して対策可能性が高かったのに比べ，先進国の慢性疾患問題に対処しきれないことがより顕在化してきた。さらにまた信念としての健康モデルも機能せず，個々人の具体的生活をよく観察してそこに焦点を当てる必要性が指摘された。1980年代は，個人の生活習慣の改善に眼を向けながら，個人を取り巻く環境整備を併せて行うヘルスプロモーションの考えとその実施が求められた。これらの流れの中で，カナダの首都オタワで開かれたWHOの第1回ヘルスプロモーション会議(1986

□オタワ憲章

年）でオタワ憲章（Ottawa Charter for Health Promotion）が採択

された。オタワ憲章では，ヘルスプロモーションとは「人々が自らの健康をコントロールし，改善できるようにするプロセスである」と定義される。続いて「健康は生きる目的ではなく，毎日の生活の資源である」とされ，健康の前提条件として「平和，住居，教育，食物，収入，安定した生態系，生存のための諸資源，社会的正義と公正」がうたわれている。世界の健康に関する基本戦略として大きな意味を持つ。日本で，2000年からスタートした「健康日本21」は，21世紀における国民の健康づくり運動を実現するものとして，オタワ憲章の精神を受け継ぐものである。

　世界の大きな流れに対し，現今の日本の学校保健は，「保健教育」と「保健管理」とからなり，心身の健康に関する知識教育とその指導を中心とするものである。上述したように，現代の生徒を取り巻く環境が想像以上に変わり，健康問題はこれまでの考え方ではうまく機能していかなくなってきている。つまり，保健関連知識の普及と管理的指導のみでは現代の生徒に対応しきれなくなってきている。時代は便利さの宝庫となり，コンピュータや携帯電話に象徴されるように，生徒はそれらを享受し，使いこなす時代になると同時に彼らの身体性を奪ってしまう。受験戦争や稽古事などが隆盛で従来の外遊びがないとの指摘は，むしろ遊ぶ機会を親や社会が積極的に奪っているのである。心身の発達に必要な自然発生的遊び体験がなくなり，現象的には，前に倒れても手が出ない子，不登校，じっとしていられない子の増加，薬物の乱用，肥満児や小児の生活習慣病の増加，性の逸脱行動の低年齢化や感染症の増加，家庭内暴力，大きな犯罪の顕在化，感情の喪失，社会的スキルの欠如など従来の知識教育や指導による学校保健では根本的に立ち行かない。学校の健康支援は，従来の学校保健とは異なった視点を持つ必要に迫られている。生徒ばかりでなく，大人環境を含め社会に課せられた大きな問題であり，学校の健康支援は岐路に立っているといえる。

□遊び

参考文献
1) 教員養成系大学院保健協議会 編：第4次改訂 学校保健ハンドブック，ぎょうせい（2004）
2) 日本健康支援学会 編：健康支援学入門，北大路書房（2001）
3) NPO法人ウェルビーイング：http://www.well-being.or.jp/
4) http://jp.encarta.msn.com/encyclopedia_1421511984/content.html

健康科学 05
就労形態の多様化と従業員の健康
〔酒井一博〕

ポイント

日本人の生活形態や就労形態は大きな変貌を遂げた。この変化は21世紀に入ってからもスピードを緩めることなく進行しているが、従業員の健康状態に新たな影響を及ぼしている。

解　説

産業保健（安全）との関係で重要な変化を挙げれば、第1は、産業構造が大きく変化していることである。「ものづくりに長けた国，日本」といったところで、第2次産業への就労はすでに30％を割り、全体の3分の2近く（64％）は第3次産業での就労である。現状の産業保健戦略にミスマッチはないか見直したい。サービス業，とりわけ医療や福祉，教育などのヒューマンケアワークの特性や働き方，労働環境などは製造業におけるそれとは明らかに異なる。

第2は、雇用の流動化と就労形態の多様化が進んでいることである。直接雇用や正規雇用が減る一方で、図1に見られるような派遣や請負制度のほか、パートやアルバイト雇用が増えている。有期雇用契約も拡大している。こうした弾力的な就労は、就労の機会を広げ、潜在的な労働力を掘り起こしていくメリットがある半面、不安定な就労を促進することも事実である。

第3は、こうした雇用と就労の多様化とも関係するが、働き方と

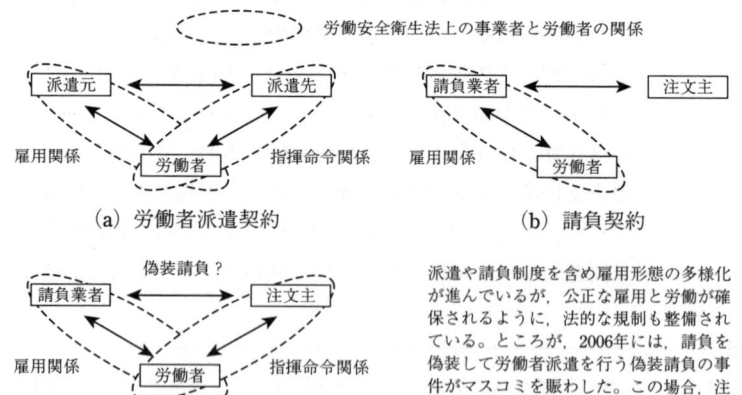

図1　派遣や請負制度（出典：厚生労働省）

休養ならびに労働環境などについての実態が外部からは非常に見えにくくなっていることである。過大な残業や変則勤務のもとで休養や睡眠不足状態が続くために，疲労が回復せずに，慢性疲労を生んでいることだけが見えている。

第4は，中小・零細企業での産業保健（安全）活動が十分に進んでいない。

第5は，産業構造の変化，産業活動のグローバル化，国際競争，不景気状態の継続，規制緩和，不断に進むリストラなどを背景とした現在の労働状況は，経営者や管理者にとっても，また労働者にとってもストレスフルであることである。過重労働と心身の不調との関係は密接である。

こうした状況変化の中で，働き方が変化している点が特に重要である。企業の自己責任の強化とのトレードオフで労働法制の規制緩和が進んでおり，雇用形態や就労形態が弾力化している。留意すべきは，この弾力化へのイニシアティブを誰が持つのか，ということである。現状では企業の雇用調整の手段として，弾力化が進んでいる。もっと，働き手のイニシアティブによる弾力化の取組みが進むことを期待したい。さらに，派遣労働者に代表される非正規労働者が増えたときに，職場内の関係の薄さのようなものが，透けて見えてくる。例えば，この非正規労働者と管理者との関係が気にかかる。派遣労働者の安全配慮を誰が責任を持つのかは，法的には明らかであるが，実態は混沌としているといわざるをえない。また，職場で正規労働者と非正規労働者の関係はどうなるのだろうか。

労働の多様化時代が到来するだろう。この労働の多様化時代に見合った産業保健（安全）戦略が特に必要である。主要な点は三つある。第1は現場参加，第2は関係の改善，第3はリスクアセスメントの実践ということである。より具体的には，派遣労働に関する社会的なワークルールを確立（ガイドライン）させること，安全衛生マインドを持った人・職場づくりを進めるためにも，健康・安全配慮義務に関する責任関係を明確にすることが重要である。

関連項目
□労働の多様化
□リスクアセスメント

参考文献

1) 酒井一博：職域保健ニーズの把握と職場改善，産業衛生学誌，46（臨時増刊号別冊），pp.131〜132（2004）

健康科学 06

シフトワーク

〔酒井一博〕

ポイント

シフトワークはおもに産業社会での就労形態の一つとして古くから存在してきたが，近年の労働時間の大幅な短縮と相まって，製造業における改善は著しい[1]。ところが，近時，ものを作るためだけでなく，われわれの生活全般が，昼と夜の切れ目の少ない24時間化の方向に向かっている。とりわけコンビニエンスストアやアミューズメントなどのような個人向けのサービスをはじめ，医療・福祉などのいわゆるヒューマン・ケア・サービスはすでに24時間にわたるサービス事業として地域にしっかりと根をおろしている。こうした24時間対応型のサービスは受益者にとっては快適であるが，それを下支えする労働者は，夜勤を含む変則勤務のもとで就労しなければならないので，産業保健・安全上の課題は多々ある。

解説

シフトワークの持つリスクを検討する意義は大きい。シフトワークに従事するつらさは，夜勤期において，夜中に起きて働くことにある[2]。ヒトは，約24時間の生理的な昼夜リズムの支配を受けていて，昼間が活動期，夜間は睡眠期にあたる。ところが，睡眠期にあたる深夜や早朝帯に起きて働くと，ヒトが持つ生理的な昼夜リズム（**図1**）の影響を受けて，活動中（勤務中）に生理機能の大きな低下が起こる。そのために深夜や早朝帯では，昼間と同じ条件で仕事を行っても疲労は大きく，心身に多面の影響が表れる。特に夜勤期においては眠気とだるさや，注意集中が困難となるような疲労症

□**昼夜リズム**

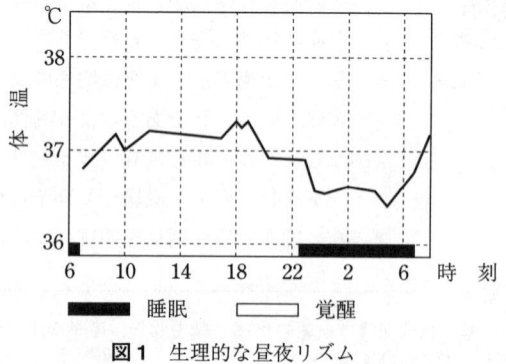

図1　生理的な昼夜リズム

状が顕著となる。さらに，作業中，眠気に繰返しアタックされることや，パフォーマンスの低下が起こりやすいことも夜勤に共通する。こうした夜勤に伴って避けがたく起こる易疲労状態，眠気のアタック，パフォーマンス低下などは，いずれも安全リスクに直結する。操縦・制御・運転や監視などの業務を夜間に遂行する際に，特別の安全対策が必要となる理由はここにある。

夜勤疲労の回復は，昼眠によって図ることになるが，この昼眠の疲労回復力がもう一つの問題となる。昼眠は夜眠と比べて，深睡眠が出現しにくいことや，睡眠の途中で目覚めてしまうことなどが重なり，睡眠時間も短くなりやすい。昼眠の疲労回復力は夜眠と比べて明らかに劣る。夜勤で疲労が大きく進み，昼眠での回復が遅れるのである。こうしたことが繰り返されれば，早晩，疲労の蓄積が進み，慢性疲労状態の形成につながっていく可能性もあり，健康リスク[3]が疑われる。

さらに，シフトワークに就労すれば，勤務に応じて生活フェーズが大幅なズレを起こすため[4]に，社会生活上の不利を被るだけでなく，家族生活や社会生活で起こるこのズレを修正しようとする調整努力が，結果的に負担を強めてしまう関係をよく見ておくことも大事な点である。

今後，シフトワークをより働きやすいものとしていくために，1）夜勤とシフトワークの持つリスクを幅広く洗い出す，2）より的確なリスクアセスメントが行えるよう，評価軸を健康，安全軸とともに，生活，仕事軸へ拡大する視点を持つことと，より長い時間軸から影響を評価できるような指標開発と取り組む[5]，3）夜勤とシフトワークの持つリスクの低減を図るような改善方策を多様に検討することなどを重視することである。

関連項目
□夜勤疲労

参考文献

1) 酒井一博：交代勤務編成の現状と改善，労働科学，76，pp.417～440（2000）
2) 酒井一博，小木和孝：夜勤・交代制の改善，『勤務時間制・交代制』，pp.154～208，労働科学研究所（1990）
3) Costa, G.: The impact of shift and night work on health. Applied Ergonomics, 27, pp.9～16 (1996)
4) 酒井一博：交替制，『事典・労働の世界』，pp.410～414，日本労働研究機構（2000）
5) 酒井一博：夜勤疲労対策の新しいアプローチ，産業衛生学誌，42（臨時増刊号別冊），pp.7～10（2000）

健康科学 07
ワークシェアリング
〔酒井一博〕

ポイント

長期にわたる経済不況のもとで、ワークシェアリングの考え方と実践とが注目を浴びている[1]。一般的には、「仕事の分かち合いによる雇用創出策」のことをワークシェアリングと呼んでいる。

解説

20世紀の後半、日本においてそれは戦後の50年間に重なるが、確かな技術開発に裏付けられながら驚異的な経済発展を遂げた。この経済発展の下支えをしたのが、多くの技術者や労働者であった。その働き方は、労働基準法や労働安全衛生法など、労働者保護の制度や政策を受けてきたとはいえ、長らくの間、実労働時間は先進諸国の中では群を抜いて長かった。1980年代後半当時、年間の実労働時間を取り上げて英米と比較すると200～300時間、独仏や北欧諸国と比較すると500時間内外も、日本のほうが長かった。これでは、「ウサギ小屋」に住む「働き中毒」の日本人と批判されてもやむをえなかった。欧米諸国からは働くことだけが大事なことではなく、QWL（職業生活の質）が大事なのだということを教えられた。

□ QWL

ワークシェアリングの議論は長期にわたる経済不況のもとで、労働の需給関係の調整法の一つとして、注目を浴びている。完全失業率が5％を超え、実際に若者の就職が思うにまかせない現実を直視すれば、こうしたワークシェアリングが雇用創出策といった社会的な手法として議論されることも当然である。しかし、ワークシェアリングの本質は、われわれ一人ひとりがどのように働くのか、その働き方の選択肢を拡大し、QWLの向上を目指すところにある。産業社会で汗をかくことも重要であるが、オールタナティブな生き方も選択できる社会の構築が必要となる。21世紀はQWLをいかに高めるか、その個々人の志向をサポートする制度改革が重要である。

関連項目

ワークシェアリングのガイドライン[2]では、「雇用の創出と就労の多様化を実現する」ことが基本で、そのために

1) 労働時間短縮によるワークシェアリング
2) 自発的なパートタイム労働（パートとフルの交換）によるワークシェアリング
3) 高齢者雇用促進型のワークシェアリング

□ SOHO 4)SOHOなど在宅勤務の導入によるワークシェアリングなどが検討されている。特に,1)労働時間短縮によるワークシェアリングでは,①労働時間短縮型,②時間外労働の削減型,③長期休暇制度・年次有給休暇取得促進型などが推奨されている。

では,われわれはいまどのくらい働いているのだろうか。年間の所定休日数は大企業だと130日程度である。したがって,年間の勤務日数は235日となるので,これに8時間をかければ,年間の所定労働時間が計算できる。1 880時間が,大企業での平均的な年間の所定労働時間といえる。問題は実労働時間である。所定をベースに,残業が増えれば,実労働時間は長くなり,年次有給休暇を取得すれば,実労働時間は短くなる。現状の全従業員の実労働時間の和が,その企業における「必要労働時間数」とすれば,その必要時間数を「多くの労働者で分かち合おう」とするのがワークシェアリングである[3], [4]。その手法を**表1**に示す。

表1 ワークシェアリングの類型別に見た特徴と欧州における実施状況[5]

ワークシェアリングの類型	類型別のワークシェアリングの方法	欧州における実施状況
労働時間の短縮	全労働者の所定労働時間を短縮することによって,減少した分を雇用創出に割り当てる	ドイツ スウェーデン
ジョブシェアリング	1人分の仕事を2人で分け,分割した労働時間に応じて賃金なども分割する	イギリス
早期退職措置としてのパートタイム化	引退間近の高齢者の労働時間を減らし,その分を雇用機会の創出にあてる	ドイツ スウェーデン
自発的パートタイム化	フルタイム勤務からパートタイム勤務へと雇用形態を切り替え,新たな雇用を生み出す	オランダ
連続有給休暇時の代替要員	長期休暇や年次有給休暇の取得者に代わって,その休暇期間中に失業者を雇用する	デンマーク
キャリア・ブレーク時の代替要員	無給の長期休暇(家族介護・介護休暇のため,長期旅行のため,自己啓発研修のためなど)を取り,職業キャリアを中断する者の代わりに,失業者を雇用する	オランダ イギリス

参考文献

1) 政府・日経連(当時)・連合:ワークシェアリングに関する政労使合意(2002)
2) 兵庫経営者協会・連合兵庫:ワークシェアリングのガイドライン(2000)
3) 厚生労働省:ワークシェアリングに関する調査研究報告書(2001)
4) 長坂寿久:オランダモデル,日本経済新聞社(2000)
5) Worksharing in Europe-part one, part two, part three, European Industrial Relations Review, p.300, 301, 303 (1999)

健康科学　08
感情状態と健康度
〔齋藤むら子〕

ポイント

作業場に従事する作業者の自覚的健康度は，作業環境である技術および組織環境に影響される。仕事の難易度や時間的制約などと当事者の仕事能力との関係からストレスや時間的プレッシャーを生起させる。特にその場の感情状態と健康度の関係が明らかにされており，作業現場における作業者の感情がストレスフルであったり，活気を殺ぎ，混乱を招く状態にならないよう作業環境整備が重要である。

解　説

◆感情状態のクラスタリング

作業現場に働く作業者の感情状態をクラスタリングにより類型化を行うと，同じ作業現場における感情状態はいくつかに分類され単に特定感情の強度が異なるだけでなく非対称的感情状態も現れる。

□POMS

ある作業現場に従事する作業者の感情状態をPOMS[1]を用いて類型化してみると四つのグループに分類される。六つの感情状態（緊張・不安，抑うつ・落ち込み，怒り・敵意，活気，疲労，混乱）の得点がそれぞれ一様に高いグループ，低いグループ，また「活気」が非対称的に出現するグループなどである。「活気」の得点が他の感情項目に比べて高い群をグループ4，低い得点群をグループ3，六つの感情項目が一様に高い群をグループ2，低い群をグループ1として作業者の自覚的健康度をみてみよう。

◆感情状態と自覚的健康度

自覚的健康度の評価法（SDS, Zung. W. W. (1965), GHQ, goldberg (1972), CES-D, Radloff (1977), JPC-MHS, Kubota (1977), THI, Suzuki, S. et al (1976) など）のなかで，ここでは東大式健康調査票（The THI）[2]を用いて，感情状態別に健康度を比較してみよう。この健康評価法は12尺度（多愁訴，呼吸器，目と皮膚，口腔と肛門，消化器，直情径行性，虚構性，抑鬱性，攻撃性，神経質，生活不規則性）から構成されており，健康度と健康構造が評点化できる。日本人男性標準集団および女性標準集団の12尺度の平均得点から当該作業者集団の健康構造と心身症や神経症などの判別診断値などが算出できる。図1に示したレーダチャートでは，日本人標準集団の健康構造を12尺度がそれぞれ0で構成される円形で示し，当該作業者の

□THI

	グループ1	グループ2	グループ3	グループ4
PSD**	−0.013	−0.739	−0.133	−1.695
NEUR**	−1.008	−0.751	0.399	−1.982

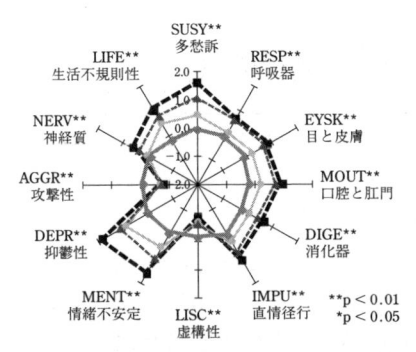

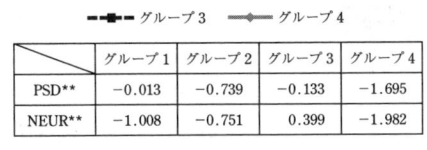

$**p < 0.01$
$*p < 0.05$

図1 12尺度で構成される健康構造と心身症および神経症の判別診断値

例では標準集団からどれだけひずんでいるかを読み取る。同時に図の表に示した心身症（PSD = $\Sigma ai \cdot Xi - 0.828$）や神経症（NEUR = $\Sigma bi \cdot Xi - 7.649$）などの判別診断値を算出する。■印と破線で描かれたグループ3における有意の歪み（deviation）のある尺度は、多愁訴（SUSY），身体的尺度（RESP, EYSK, MOUT, DIGEなど），性格（IMPU, LISC, AGGR, NERVなど），情緒（DEPR, MENTなど），生活不規則性（LIFE）である。また表に示した数値は，マイナスに大きくなるほど健康度が高いと判断する。グループ4の健康度が最も高く，グループ3では最も低い数値を示し，感情状態と健康度の関係が明らかにされている[3]〜[5]。

参考文献

1) McNair, D. M. et al.: Manual for Profile of Mood States (POMS), Educational and Industrial Testing Service (1971)
2) Suzuki, S. Roberts, R.: Methods and Applications in Mental Health Surveys: The Todai Health Index, University of Tokyo Press (1991)
3) Saito, M. Kishida, K. Aoki, S. Suzuki S.: The relationship between eyestrain and health level in automated industrial work as evaluated by the Todai Health Index Questionnaire, Methods and Applications in Mental Health Index edited by Suzuki and Roberts, University of Tokyo Press (1991)
4) Saito, M.: Eyestrain in the Context of Total Health from Ergophthalmological and Psychosomatic Ophthalmological Viewpoints: A Review Memoire of the School of Science and Engineering, Waseda University, 55, pp.221 〜 240 (1991)
5) Saito, M. Ikeda, M. and Seki, H.: A Study on Adaptive Action Development: Interference of mood states with perceived performance and perceived efficacy In the Proceedings of the IEA/HFES 2000, 5, pp.48 〜 51 (2000)

健康科学　09

異常環境下の生体反応
〔宮崎正己〕

ポイント

われわれを取り巻く周囲の環境は，相互に作用を及ぼしながら生活に影響を与えている（すなわち，テーマに挙げている観点としては生体側のメカニズムを追求することである）。

人類は，上空の低気圧環境や海中の高圧環境まで，生活圏を広げてきた。そして現在では，宇宙にまでその行動域を広げている。つまり，異常環境の中にわれわれ人類が生存可能な領域を拡大してきた。これは，人類が有する適応能力が高いことにほかならない。しかしながら，その生理的環境適応領域が超えた限界，すなわち異常環境では適切な環境制御を行わねばならない。この原則を守らない場合には，しばしば適応不全による障害が現れ，生命が危険にさらされる。

解説

◆**低圧環境**　1気圧またはそれに近い気圧環境の中で生活している人が高地または上空の低圧環境に移動すると生体に対して，気圧そのものの低下による影響と気圧に伴う呼吸ガス分圧の低下，特に酸素分圧の低下の影響が現れる。このとき，酸素分圧は，0 mの場合の65％減少する。このように高度の上昇に伴い，空気中の酸素分圧が，減少することを低酸素（hypoxia）といい，生体に引き起こされた症状を低酸素症という。呼吸機能は，2 000 m以上の高度にばくろされると，分時換気量が直線的に増加する。5 000 mで0 mの45〜69％の増加がみられる。心拍数は，安静時の1分間の70拍が4 500 mでは，105拍に増加する。この発現は，中枢神経の低酸素が交感神経の心臓促進神経を刺激することによる。

□低酸素症

このような環境下に現れる生体側の障害としては，つぎの3種類が挙げられる。その一つは，高高度にばくろされて最初の数日間に発生する急性高山病がある。一般的な症状としては，食欲不振，吐き気，嘔吐，著しい呼吸困難，身体，精神的疲労，不眠である。症状としては，24〜48時間で最高になり，6〜8日間で消退する。治療としては，深呼吸，酸素吸入が効果的である。つぎは，肺水腫である。せき，胸痛，呼吸困難，脱力，倦怠感がおもな症状である。二つ目として肺胞の広範な浮腫，肺胞毛細血管の赤血球による閉塞，

肺血管の不均一な収縮によって，肺に斑状浮腫がみられる。最後に，モンゲ病は，慢性高山病であり，高高度にじゅん化している人が，その能力を失うことによる複雑な病態である。アンデス住民に報告されている。めまい，疲労感，集中力の低下がみられる。原因としては，二酸化炭素に対する呼吸中枢の感受性低下，慢性的低酸素による末梢化学受容器の感受性低下などが考えられる。治療としては，低地への移動が必要である。

◆**高圧環境**　海底資源の開発，潜水，潜函内作業，高圧酸素療法などに際して，高圧の空気，酸素環境下にばくろされると，生体の機能は著しい影響を受ける。

　高圧にばくろされると，空気の密度の増加により呼吸のための仕事量が増大して，最大換気量を減少させる。空気の79％を占める不活性ガスの窒素の代わりにヘリウムを置換した人工空気を使用することで，換気能力の低下を小さくできる。窒素は，身体機能に影響しない不活性ガスであるが，高圧化では麻酔効果を表す。これは，窒素の代わりにヘリウムを置換した人工空気で有用である。酸素分圧の上昇は，中枢神経系に有害作用を及ぼす。これらは，酸素分圧上昇による中毒作用，すなわち急性酸素中毒を呈する。吐き気，めまい，視力障害などを起こして，昏睡におちいる。

□急性酸素中毒

　一方，正常圧に復帰する減圧過程は，生体機能に重大な影響を与える。長時間高圧下に置かれると体液中に大量の窒素が溶解する。窒素は，身体の中で，代謝されないために，溶解したままで体内に留まり，減圧時に気泡として，体液から出てくることで，種々の障害を起こす。長時間，高圧下に滞在して大量の窒素が体内に溶解しているときに，急速に1気圧に減圧すると，解けていた窒素が気泡となり，細胞内外の体液中に現れる。窒素の気泡が毛細血管を閉塞することにより減圧症の症状が現れる。中枢神経系に大きな気泡が生じると，永久的な麻痺と精神障害が生じる。肺の毛細血管を気泡が塞ぐと，息切れを特徴とした呼吸困難を引き起こす。

参考文献
1) 万木良平：環境適応の生理衛生学，朝倉書店（1987）
2) 黒島震汎：環境生理学，理工学社（1993）

病院組織 01
患者本位の医療・参加型医療
〔齋藤むら子〕

ポイント

情報化が浸透するにつれて官僚的トップダウン医療供給のあり方には疑問が投げかけられている。医師と患者間における医療情報の非対称性,診療行為の不透明性など官僚統治的病院管理のあり方は,情報社会に生活する受療者にとっては信頼できる医療,継続したい医療として受け入れられるにはほど遠いものである。情報技術の進展する時代の要請に応える未来医療供給システム設計が求められている。社会体制の推移に伴う医療のあり方の変遷のなかで,患者本位あるいは参加型医療は医療者と受療者とが情報共有して診療を進める医療提供システムにおける基本概念である。

□参加型医療

解説

患者も自ら必要な医療情報をある程度獲得できる時代となり,医師と患者間の権威勾配に変化がでてきた。医師が示す診療方針のメニューの中から患者が選択する権利の行使が可能となった[1,2]。図1にケアの視角変遷を示すように,1981〜1990年ごろにおける官僚統治社会体制下のトップダウン医療,すなわち診療行為を保証されている医師の裁量によって保健医療福祉サービスは進められてきた。1991〜2000年代の新自由主義体制下の競争社会になると,市場経済の原則から経済的に優位に立つ者は能動的に行動を起こすこ

□ケアの視角変遷

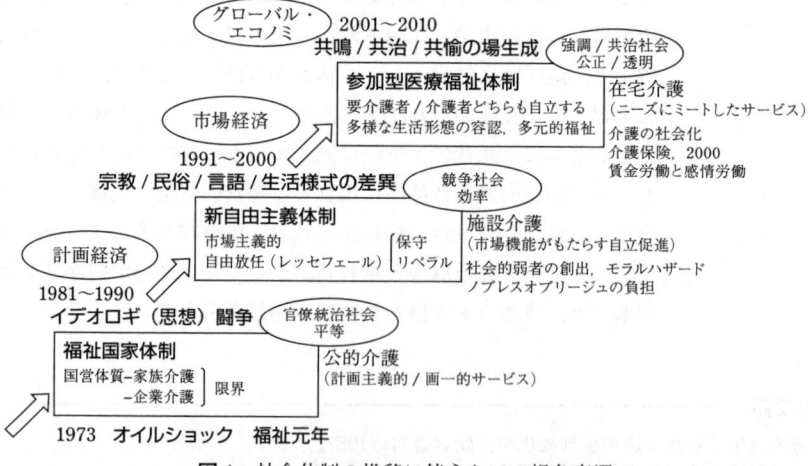

図1 社会体制の推移に伴うケアの視角変遷

とができるが,社会的弱者は受身の状態におかれ取り残されていく。このような状況のもとでは,弱者である当事者の努力は少なくなり,いわゆるモラルハザード問題が起こる。また一方でノブレスオブリージュ（高貴な義務）の負担問題が生起する。2001〜2010年代になると各自必要な情報を準備し,自分の行動は自分で意思決定できる時代に移行していく。診療行為を保証されている医師や医療提供者が一方的に処方を決定するのではなく,患者を中心に位置づけたチーム医療において診療プロセスを参加型で決めていく治療方針／計画ができるようになり,参加型医療である患者本位の医療の実践が始まった。

図2に示すように,高度医療,中間医療,プライマリ医療などの医療レベルの相違によって,チーム医療の目標が異なる。専門的あるいは高度治療を必要とする疾病を有する患者,治癒過程や回復過程にある患者,自立生活に支援を要するクライアントなど,人間中心システムを考慮したそれぞれの需要に応じて適切にして妥当な

□医療目標
□評価指標

医療目標の決定と医療成果の評価指標の考案が必要とされる[3]。

高度医療病院／施設

患者の疾病診断治療　患者主体

- 受療者：特定疾患を有する者
- 医療職者：スキル，知識，経験
- 先端技術：診断治療技術　fMRI，PET，EDS，EPS，e-medicine
- 組織：チーム医療，プライマリナーシングチーム，リーダシップ，役割と責任

医療目標
　診断技術システム精度
　診療成果
評価指標
　迅速性，安全性
　適切性，維持可能性

中間医療病院／施設

患者の回復治療支援　個人主体

- 受療者：疾病状況，特性　SES，家族関係
- 医療職者：ケアスキル，共感　システム連携，互恵性
- 医療環境：技術環境　組織環境　インフォームド・チョイスの環境

医療目標
　e-paitient，e-clinic
　情報共有と意思決定
評価指標
　回復過程の自己管理，
　自己充足の可能性

プライマリ医療病院／施設と療養型施設

患者の自立生活支援　生活者主体

- 受療者：主体的な行為者
- 他者：家族，友人
- 医療職者：ファシリテータ
- 医療環境：日常生活支援，趣味，社会的自立，医療・福祉文化

医療目標
　e-hospital，e-health
　参加型医療
評価指標
　総合医療，包括医療
　全人的医療，人間尊重

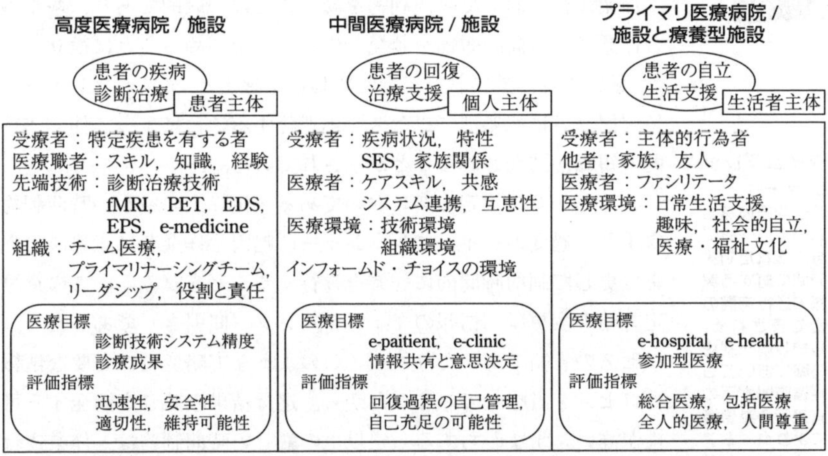

図2　医療レベル，医療提供と需要からみた医療目標と評価指標

参考文献

1) 厚生労働省保健医療局：健康日本21（2000）
2) 厚生労働省医政局：医療提供体制の改革ビジョン（2003）
3) 齋藤むら子：人間中心システムの再概念化：営存可能な学習過程と方法論，知能と情報，15, 4, pp.372〜378（2003）

病院組織　02

時間制約と作業精度

〔辛島光彦〕

ポイント

□ COCOM
実行可能な行為や計画を決定する反応能モデルと行為選択を制御する制御モデルで構成。制御モデルは、混乱状態、機会主義的、戦術的、戦略的の4制御モードおよび制御パラメータで構成されている。主観的利用可能時間は結果判定と並んで主要な制御パラメータの一つである。

解説

□ タイムプレッシャー
時間的圧迫感ともいう。一般に与えられた制約時間に対する実際の遂行時間の比で表される。しかし同一制約時間においても経過時間表示の有無等作業環境によりタイムプレッシャーが異なることから、制約時間に対する心理的遂行時間（遂行時間の心理的時間）の比ともされている。

ホルネゲル[1]は情況決定制御モデル（COCOM）において、人間の行動に影響を与える主要な要因の一つとして、タイムプレッシャーと同種の主観的利用可能時間を取り上げ、主観的利用可能時間が不十分な場合には作業者の制御モードは混乱状態制御モード、いわゆるパニック状態に陥る可能性を指摘している。また主観的利用可能時間がやや少ない場合には、機会主義的制御モード、いわゆる試行錯誤的行動状態からの脱出が困難となることも指摘している。このように主観的利用可能時間の不十分さ、すなわちタイムプレッシャーの高さは、作業者をパニック状態に陥らせたり、作業者の論理的な作業遂行のための情報処理を妨げたりして、ヒューマンエラーの要因となる可能性が指摘されている。そこでここでは時間制約あるいはタイムプレッシャーと作業精度の関係について解説する。

作業遂行において時間制約を課すことは一般的であり、多くの場合作業遂行時間の短縮を誘発し作業効率を高めることに役立っている。意思決定作業においても時間制約を課すと、タイムプレッシャーに起因し各情報処理プロセスを迅速化することによって作業遂行時間の短縮が誘発されることが示されている。

ところが意思決定作業においてある一定以上の厳しい時間制約を課すと、過度のタイムプレッシャーに起因し作業者は意思決定方略を変更して制約時間内に作業を遂行することを試みる。この意思決定方略の変更は、情報のフィルタリング（間引き）であったり、プロセスの省略であったりする。このような方略変更は必要な情報やプロセスを省略していることから、遂行結果の誤りを誘発する可能性が高い。すなわちある一定以上の厳しい時間制約は、作業遂行時間の短縮には繋がっても作業精度を低下させることを示唆している。

図1は難易度の異なる意思決定作業における時間制約の程度と作業精度の関係について検討した実験結果を示したものである[2]。また図2はその際の時間制約の程度とタイムプレッシャーの関係を表したものである[2]。横軸の数字は、時間制約が課せられない場

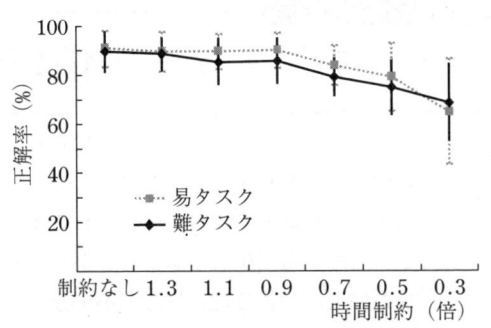

図1 時間制約の程度と作業精度の関係

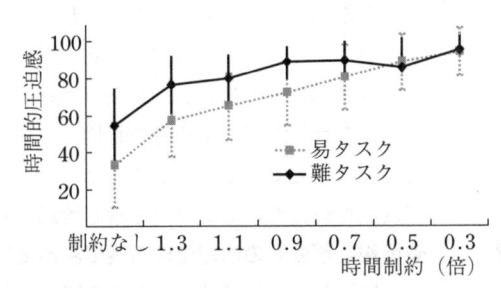

図2 時間制約の程度とタイムプレッシャーの関係

合の平均作業遂行時間に対する制約時間の比率を表している。

　図1はある程度の厳しさの時間制約までは作業精度に変化はほとんど見られないが，ある程度以上の厳しさの時間制約となると作業精度が悪化する様相を表している。図2は時間制約の厳しさが増すにつれタイムプレッシャーが増加する様相を表している。このように，軽度なタイムプレッシャーを誘発するような緩い時間制約は，作業精度の低下を伴わないが，過度のタイムプレッシャーを誘発するような厳しい時間制約は，作業遂行時間の短縮のための意思決定方略の変更を誘発し，この方略変更が作業精度を低下させる可能性が高い。

参考文献

1) Hollnagel, E.: Human Reliability Analysis Context and Control, Academic Press (1993)
2) 山崎寛享，辛島光彦，齋藤むら子：意思決定型作業における時間的制約がパフォーマンスに与える影響に関する研究，人間工学，39，3，pp.123〜130（2003）

病院組織 03
ヒューマンエラーと情報処理特性

〔辛島光彦〕

ポイント

ヒューマンエラーには，人間に対してなされる要求が人間の何らかの許容量を超過するために生じるエラーと，いわゆるケアレスミスといわれる人間に対してなされる要求が人間の許容量に対して低いにも関わらず生じるエラーとが存在する。前者は人間の情報処理能力が要求情報処理に対して不十分なためのエラーであり，後者は何らかの要因により人間の情報処理能力が一時的に不十分になることによるエラーであるととらえられる。ヒューマンエラーはさまざまな要因から誘発されるが，人間の情報処理の観点からは，要求される情報処理（の量と質）と情報処理能力の関係に起因したものととらえられ，人間の情報処理特性はヒューマンエラーの発生に直接的影響を与えている。ここではヒューマンエラーに関わる人間の情報処理特性について実験例を示し解説する。

解　説

◆情報処理能力の情報処理内容による変化に関する実験例

一般に要求情報処理に対して人間の情報処理能力が十分ではない場合にはエラーが発生するが，この情報処理能力は要求情報処理内容や環境によって変化する場合がある。その例として，人間の提示情報量に対する処理能力は作業記憶容量の制約に依存する特性が知られており，一般に処理内容が複雑なほど処理できる提示情報量は小さくなる。図1は三つの異なる課題を行った際の提示文字数と

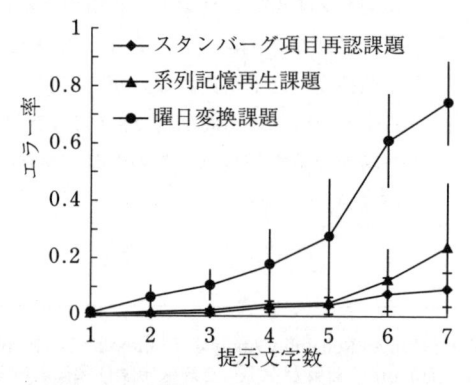

□作業記憶
作業記憶はワーキングメモリあるいは作動記憶とも言われ，短期的情報保持，および情報処理を司る部分である。

図1　課題別提示文字数とエラー率の関係

□作業記憶容量の制約
処理容量に上限という制約が存在する。またその容量を情報の処理と保持の両方に用いなければならない制約がある。このため，処理が困難であると保持できる情報量が減り，保持する情報量が増すと処理が滞るという処理と保持にトレードオフ関係が生じる特性がある。

エラー率の関係を表したものである[1]。課題は曜日変換，系列記憶再生，スタンバーグ項目再確認の順に複雑である。例えば提示文字数6文字では，最も処理内容が複雑な曜日変換課題の場合のみ0.5超の高いエラー率を示している。

◆情報処理能力の揺らぎによるパフォーマンス揺らぎの実験例

一般に人間の情報処理能力が要求情報処理に対して十分な場合はエラーは発生しないが，そのような場合でも，人間はうっかり・ぼんやりといったスリップに代表されるエラーを引き起こす。このエラーはしばしば集中力の欠如等で説明されるが，人間の情報処理能力の側面から見ると，同一要求情報処理において一時的に情報処理能力が要求情報処理を行うのに不十分になっている現象ととらえられる。これは人間の情報処理能力は要求情報処理内容や環境だけでなく，自身の状態によっても変化しているため，時としてその能力が著しく低下することがあるためである。図2は比較的安定した環境下で，ある提示情報処理課題を繰返し行った際のエラー発生時系列の揺らぎ特性を表したものである[2]。このように人間の情報処理能力は要求情報処理内容や環境が一定の状態においてもつねに変化しており，そのため作業パフォーマンスもつねに揺らぐという特性を持っているのである。

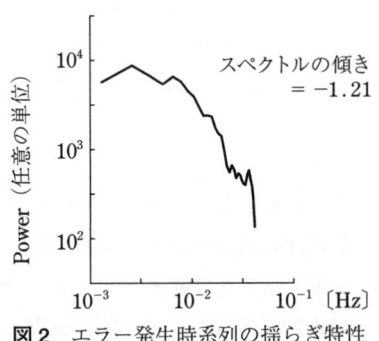

図2 エラー発生時系列の揺らぎ特性（スペクトルの傾き = −1.21）

参考文献

1) 辛島光彦, 岡村俊彦, 齋藤むら子：短期記憶保持を伴う作業の呈示情報量に関する研究, 人間工学, 30, 2, pp.60 〜 69 (1994)
2) Karashima, M. & Saito, M.: A Study on the Error Occurrence and the Human Information Processing Time influenced by the Fluctuation of the Working Memory Resource Capacity, International Journal of Cognitive Ergonomics, 5, 2, pp.91 〜 109 (2001)

病院組織 04

ヒヤリハット経験と組織環境コントロール
〔齋藤むら子〕

ポイント

□ヒヤリハット

災害や事故原因論における古典的ドミノ理論（Heinrich, H. W. 1931）において，不安全行動と不安全状態からなる現場においては，事故出現確率は無傷害事故300に対して死傷者1名と予測されている[1]。新ドミノ理論（Bird Jr. F. E. 1978）においてはヒヤリハット回数600に対して死傷者1名出現するとしている[2]。死傷者の出現を未然に防止するためにはヒヤリハット頻度の低減が求められる。災害の直接原因と階層的および連鎖的関係にある背後要因との関連を明らかにして対策を講じることが必要となる。その場合，当事者が現場をいかに認知しているか，当事者の気づきや注意および認知情報処理能力が問われると同時に現場のコントロール条件，環境整備や支援体制が事故発生に関わっている。

解説

□作業環境制御

人間は自分が位置する組織環境と作業に用いる道具や設備などからなる技術環境をどのように認知しているかによって行動発現が異なる。人間の行動は，当事者である人間の資質とその場での作業環境制御に依存することが実証されている（Hollnagel, 1998）[3]。その場の状況認知は，観察対象とその環境状況への注意や気づきの度合いによって相違する。うっかり・ぼんやり状態，ヒヤリハット経験などは，その場の状況認知に依存する。組織環境の制御状態，具体的には戦略的，戦術的，日和見的，混沌状態などと人間の認知情報処理能力，すなわち観察，解釈，計画，実行する能力との関係においてさまざまなタイプの作業ミスが生起する。行動の信頼性は人間の認知能力と作業環境とに影響される。作業ミスの出現確率は，組織環境が戦略的である場合，0.94とすると，戦術的では1.9，日和見的では7.5，混沌状態では23.0と高くなることが予測されており，個人の認知能力，または認知情報処理能力の向上と同時に作業環境のコントロールが重要となる。

□医療現場の事例

医療現場の事例として，看護師の医療提供時における情報処理作業能力，ヒヤリハット経験および行動の信頼性などとの関連を調査した結果では，図1に示すように，作業環境が戦術的に制御されているモードと日和見的に制御されているモードではヒ

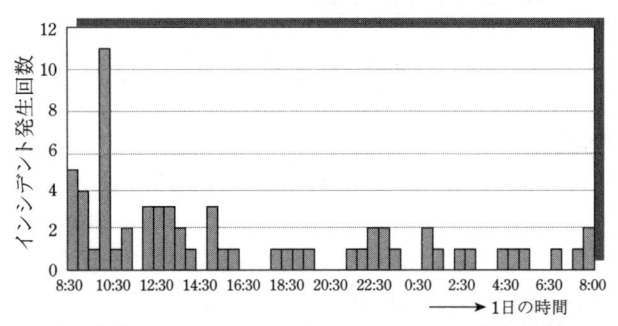

戦術的制御モードでの30分ごとのインシデント発生回数

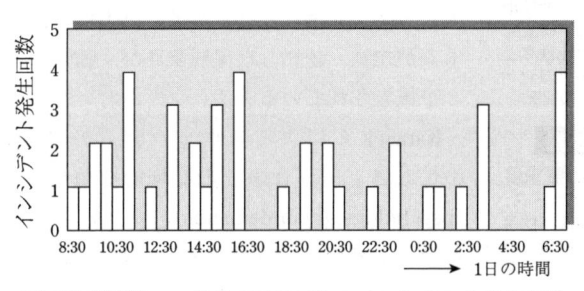

日和見的制御モードでの30分ごとのインシデント発生回数

図1 インシデント発生回数

ヤリハット経験であるインシデント発生回数の経時的分布が異なる[4]。戦術的制御においては，午前10時ころに集中してヒヤリハット回数が多く，その他の時間帯では少ない。一方，日和見的制御においては，ヒヤリハット回数が高い時間帯が24時間のなかで何回となく散発的に生起する。

参考文献

1) Heinrich, H.W. et al，総合安全研究所 訳：産業災害防止論，海文堂（1982）
2) Frank, E. Bird Jr.: Management Guide to Loss Control, Loganivill, GA, Institute Press (1978)
3) Hollnagel, E.: Cognitive Reliability and Error Analysis Method, CREAM Elsvier (1998)
4) Saito. M. Inoue, T. Seki, H: Organizational Control Mode, Cognitive Activity and Performance Reliability: The Case of A National Hospital in Japan Creating Knowledge Based Health Care Organization edited by Wickramasinge, N., Gupta, J.N.D. and Sharma, S. K. Idea Group Inc., pp.179 〜 192 (2004)

裁量性と対処行動

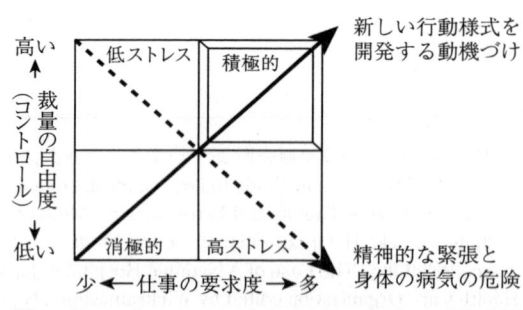

〔関　宏幸〕

ポイント

□**裁量の自由度**
仕事上の意思決定の度合い，自分の能力や技術を発揮・向上できる可能性などの仕事のコントロールの状況

解説

□**仕事の要求度**
仕事のペース，量，時間，仕事の際に要求される精神的集中度や緊張の度合いなどの仕事の要求度

□**対処行動**
ストレス下におけるストレス事態を引き起こす刺激に立ち向かい克服しようとしたり，逃避・回避・攻撃などさまざまな方略でこれを軽減しようとしたり試みる行為・行動

　現在のわが国における勤労者の職場環境を考える際，温熱・粉塵・騒音・悪臭などその物理的環境が極端に劣悪な条件は解消されつつある。一方，長時間労働や仕事のストレスなどを原因とする脳・心臓疾患，精神障害・自殺などが増加しており，勤労者の健康問題のみならず企業マネジメントにとっても重要な問題となっている[1]。このようなストレスフルな状況に至る職場の心理的環境の要因として，仕事における裁量の自由度や社会的な支援など，勤労者本人が知覚・認知した環境条件が，勤労者の行動形成に影響することが報告されている[2,3]。

　Karasekらによるスウェーデンの勤労者の調査では，「仕事の忙しさ」や「仕事上の心理的な負担」などの「仕事の要求度（psychological job demands）」が多いと勤労者本人が自覚している場合，心疾患の発病率は有意に高くなる。一方，たとえ「仕事の要求度」が多いと勤労者本人が自覚している場合でも，「仕事の計画立案に関与できる」，「仕事の優先順位を決定できる」「時間を自由に使用できる」などの「裁量の自由度（decision latitude / work control）」が高い場合は，心疾患の発病率を低く抑えられると報告している。このことは職場ストレス低減のためには，従来のように「仕事の要求度」の減少のみに求めるのではなく，「裁量の自由度」を拡大することにより，勤労者の積極的な職場適応を促し，勤労者自身の心理的・身体的健康の維持向上をもたらす積極的対処行

図1　KarasekのDemand-Control modelによる概念図

□ 社会的支援
家族や職場の上司・同僚からの心理的・社会的な支援，人間関係の良好さ

関連項目

動（coping behavior）の形成によりストレスフルな状況を転換できることを示している（**図1**）[3]。

Johnson らは，上司や同僚からの社会的支援（social support）を加えた「仕事の要求度－裁量の自由度－社会的支援モデル」を提唱している[4]。

齋藤ら[5]の調査研究では，勤労者の職務認識に加え，職務に対する充実感を関連づけている。職務充実を感じていないグループは，職務充実を感じているグループに対し，統計的な有意に「裁量の自由度」の低さ，「職場の人間関係」の悪さを訴えていると報告している（**図2**）。これらの調査研究結果から「裁量性」は，勤労者自身の心理的・身体的健康のみならず，勤労者の充実感，やりがい，満不満，モチベーション，モラルといった作業者自身の職場に対する意識などの「職場環境認識」の形成に影響を与えると考えられる。

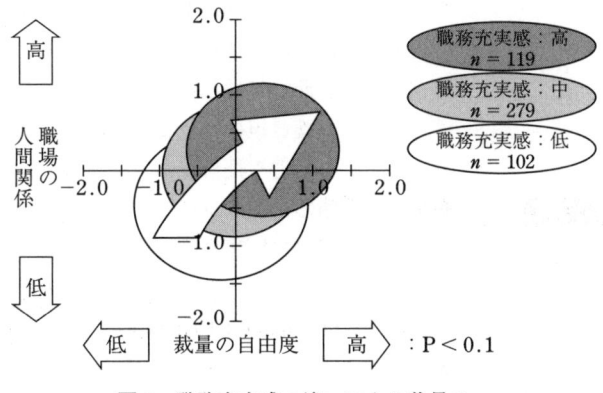

図2 職務充実感の違いによる裁量の自由度および職場の人間関係

参考文献

1) 平成15年版 厚生労働白書
2) Karasek, R., Baker, D., Maxter, F., Ahlbom, A. & Theorell, T.: Job decision latitude, job demands and cardiovascular disease: Prospective study of Swedish men, American Journal of Public Health, 71, 7, pp.693〜705 (1981)
3) Karasek, R. & Theorell, T.: Healthy Work-stress, Productivity and the Reconstruction of Working Life, Basic Books Ltd. (1990)
4) Johnson, J.V.: Control, Collectivity and the Psychosocial Work Environment, in Sauter, S. L., Hurrell, J. J. Jr. & Cooper, C. L. ed.: Job Conrol and Worker Health, john Wiley & Sons, Inc. (1988)
5) 齋藤むら子 編著：職場適応工学－人間主体の知覚・行動形成，日本出版サービス (1998)

病院組織　06

チーム医療の有効性
〔西口宏美〕

ポイント

疾病や外傷からの回復を目的として，医師・看護師・リハビリテーションスタッフなどで構成される医療職者により，患者（受療者）に対して医療行為が提供される。この医療行為には，救急救命医療から在宅復帰を目的としたリハビリテーション医療に至るまで，疾病や外傷の種別・重篤度によりさまざまなパターンが存在している。高齢化の進む日本においては脳血管疾患に罹患する高齢者数も増加しており，それにより生じた身体の麻痺や高次脳機能障害からの回復や，さらには在宅復帰を目的としたリハビリテーション医療に重点がおかれるようになっている。その際には，医師の適切な診断や治療が要求されることはもちろんのこと，入院中も看護師やリハビリテーションスタッフにより提供される日常生活動作（ADL）能力の再獲得のためのリハビリテーション過程は必須のものである。また在宅復帰を最終目的と考えると，患者の早期の在宅復帰のみならず，家族の介護負担の軽減をも実現するために福祉職者や地域のボランティアの協力や社会資源の有効活用も欠かせない[2]。

解説

◆チーム医療の構成メンバー　　リハビリテーション医療を例に挙げると，直接的に医療行為に携わる職種としては，医師・看護師・リハビリテーションスタッフ（理学療法士：Physical Therapist，作業療法士：Occupational Therapist，言語聴覚士：Speech Therapist）を挙げることができる[4]。さらに，臨床心理士や医療ソーシャルワーカー，義肢装具士などがこれに加わり，患者の在宅復帰の支援を行うこととなる。発症から在宅復帰までの一連の過程において多職種にわたる医療・福祉職者が協働しながら各々の専門技術や知識を提供することによって，患者の早期の在宅復帰が実現することにチーム医療の有効性が見出される。

◆チーム医療の効率化のためのツール　　発症から治癒に至るまでの治療過程を時系列的に，かつ診断や治療，ケア介入，さらには検査の内容などを具体的に指示したものがクリニカルパス（clinical path）であり，これに基づいて医療職者がそれぞれ専門の立場で医療行為に携わっていく。このクリニカルパスの導入により，患者の

治癒という目的に対しての各医療職者の専門性を明確化することが可能となる。さらに，クリニカルパスを患者に示すことにより，患者自身も治療の過程を把握でき，インフォームドコンセントの一助ともなる。また，各医療職者は患者の状況を客観的にかつ共通の指標で認識しておく必要があることはいうまでもないが，病棟内に複数のコンピュータ端末を配置し，移動や検索に時間を要しない電子カルテの導入もチーム医療の有効化に役立っている[3]。

◆**チームメンバーの連携**　治療の場でチーム医療が効果を発揮するためには，各医療職者が専門職としての技術や知識を最大限に発揮できる環境が提供されるべきであることはいうまでもない。さらには，チームメンバー間においてよりよいチームワーク（職務連携）が要求される。参考までに，**図1**に通所リハビリテーションにおけるケアプロバイダ（看護師，介護福祉士などから構成される）チームのTMX（team-member exchange quality）得点[1]とWell-Being感との関係について示した。これによると，チームメンバー間でチームワークがよいと認識されると，職務遂行時におけるWell-Being感も向上し，職務の満足感や達成感につながることがうかがえる。

関連項目

□ TMX
Seers（1989）により提唱された，チームに対する満足感・信頼感・団結力を測定する指標

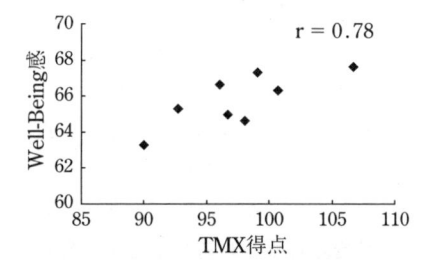

図1　ケアプロバイダチームのTMX得点とWell-Being感との関係（$r = 0.78$）

参考文献

1) 広井良典 編：社会保障制度と生活者の健康　医療学総論－ケアを科学する－，金原書店（2000）
2) 橋本信也，紀伊国献三，出月康夫：医療の基本ABC 日本医師会生涯教育・基本的医療課題，日本医師会（2000）
3) 田中晴人，熱田一信 編：総合医療福祉論　保健・医療・福祉の複合体づくりをめざして，ミネルヴァ書房（2002）
4) Anson Seers: Team-Member Exchange Quality: A New Construct for Role-Making Research, Organizational Behavior and Human Decision Processes, 43, pp.118～135 (1989)

病院組織 07 医療関係者教育再編
〔町田和彦〕

ポイント
□看護大学の急増
□米国の医療環境の変化

日本の医療関係者の教育は戦後50年間ほぼ固定されてきた。しかし，この10年間の看護大学の急増，米国の医療環境の変化は日本においても従来の医師からの上意下達的医療が見直され，パラメディカルから真のコメディカルとの関係の必要性が模索されるようになってきた。

解 説

私立大学と国立大学の医学部教員生活で体験したつぎのような事例は客員教授として過ごした米国の大学では考えられないようなことである。例えば，疾病が分子レベルで解明されるようになった現在でも相変わらず膨大な時間を費やして行われる解剖学の講義や実習，出席を取らなければ50％以下の出席率にもなってしまう講義，60点を取ればよしとするような試験，指導する大学の先生の給料よりはるかに多い給料をアルバイトにより稼ぐ研修医などである。

これが米国の医学部の学生だとまず基礎医学は国家試験で出るようなことは自分で学習する（授業は各先生のレジメ集で行われる）。そのため授業を聞かなかったら試験をクリアできないので，出席を取らなくても200人入る教室はいつも満室である。繰り返される試験も大半の人は80点以上であり，臨床教育ともなれば多くの関連病院に配属され，きめの細かい指導を受けることになる。

インターン制度の廃止により本来なら6年生は病院実習が徹底されなくてはならないにもかかわらず，そのかなりの時間が国家試験対策に費やされる日本の医学教育とは根本的に異なっているといわざるをえない。学部教育や研修医教育のみならず，医師になってもつねにその質は問題とされ，質の悪い医師は再教育もまれではないし，医療ミスは厳しくその責任を負わされる体制ができている。

一方で日本の看護婦教育は時代の要請とともに正看と准看の区別のもとで，複雑な養成制度がなされてきた。医療法ができた当初は中卒で開業医に勤め，夜学2年で準看の資格をとる人も多かったばかりでなく，一般的な看護婦養成コースとして広く知られていた制度は高卒後専修（各種）学校3年のコースで，大学教育は看護教員養成課程を除くときわめてまれなコースであった。

しかし，看護の重要性の認識と諸外国の趨勢に合わせた看護教育の要請からこの10年間で様相は一変した。1963年時点でわずか3校，1991年時点でも10校しかなかった大学の看護系学科は1993年以降毎年10校前後新設され，2006年には約150校を数え，なお増加している。しかも，多くの大学で大学院課程を設置するようになってきている。さらに，2002年4月より従来の看護婦，看護士の名称に変わり看護師という名称になった。大学院を出れば学歴的には医師と同一になり，従来の高卒，短大程度の低い地位にあった看護職の質的変化が期待されるようになってきている。その是非は別として，米国では1992年に看護婦が診療に従事し，麻酔の処方から小手術までも施行する看護診療士（nursing practioner）が認められている。

□看護診療士

□コメディカル

他のコメディカルの分野でも米国では医師からの大幅な権限移譲が行われており，視力測定士が近視のレーザー手術を施工し，薬剤師が生活習慣病である高脂血症や糖尿病の治療相談室を設けたり，州によっては予防接種を行うことも許可したりしているところもある。2006年から日本の薬剤師も6年生に移行され，各種コメディカルの職種も大学での教育が行われるようになってきており，大学院課程も設置されるようになってきた。従来のような医師は6年生大学教育，ほかは専門学校教育というように極端な教育レベルの差があった時代の制度がそのまま変わらないということはむしろ不自然であろう。

参考文献

1) 岩崎　榮，広井良典：医療改革，体の科学臨時増刊，日本評論社（1997）
2) 川渕幸一：分かりやすい医療経済学，日本看護協会出版部（1998）
3) 真野俊樹：医師は変われるか－医療の新しい可能性を求めて－，はる書房（2000）
4) 広瀬輝夫：皆保険を守る医療改革を，篠原出版新社（2002）

医療機器 01

脳 波 計

〔武田　朴〕

ポイント

脳波計は大脳皮質の表層に生じる電位変動を頭皮上から電極を用いて導出，記録する装置である．近年では，アナログのインタフェースおよび解析と制御のソフトウエアは専用装置を用い，信号処理のハードウエアには市販のパーソナルコンピュータを利用する製品が多くなった．脳波検査は精神医学，神経学，脳外科学などにおけるルーチン検査として，また，脳死判定の判定基準に用いられている．

解説

□ δ波，θ波，α波，β波

臨床脳波を構成する波形の周波数は 0.5～30 Hz である．周波数によって δ 波（4 Hz 未満），θ 波（4～8 Hz），α 波（8～13 Hz），β 波（13 Hz 以上）に分けられる．また，δ 波と θ 波を徐波，β 波を速波と呼ぶ．また，5 mm/50 μV の感度で記録し，20 μV 以下を低電位，100 μV 以上を高電位とする．陰性波または陽性波のみで構成されていれば単相性，陰性波-陽性波と続けば二相性，陰性波-陽性波-陰性波のように三つの部分から構成する場合は三相性と呼び，いくつかの成分から構成されていれば多相性と呼ぶ（**図1**）．

□ 広汎性，両側性，半球性，局在性，焦点性

ある波形が頭蓋上のどの部位，どの範囲で見られるかを示す．広汎性（diffuse），両側性（bilateral），半球性（hemispherical），局在性（localized），焦点性（focal）などと表現し，ある波形がどのくらいの量で出現しているかは重要な情報である．徐波など基礎活動とは異なった周波数の波形が数個または数秒間一連となって出現するものを連続（train）と表現し，突発波については孤立性，散発性，ランダムなどと記載する．

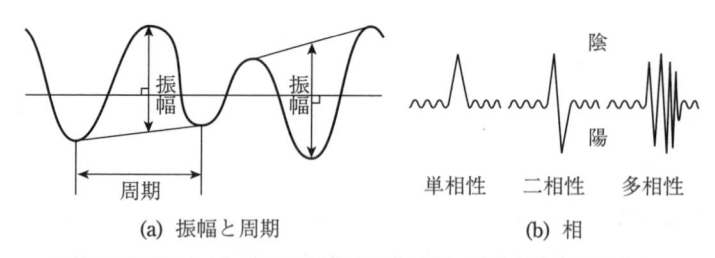

(a) 振幅と周期　　(b) 相

脳波の周波数は (a) 振幅と周期に示す周期の逆数を周波数とする．波形の呼び方で　単相性，二相性，多相性について (b) に示す．

図1　脳波波形の読み方（出典：日本光電工業㈱）

各電極で誘導される脳の電気活動において誘導部位と得られる信号を図2に示す。$Fp_{1,2}$（左右の前頭極）脳幹など脳深部の病変で前頭部間歇性律動性 δ 活動，精神運動発作の一部や，眼球，頭葉などが一方に向かう回転てんかん発作などの検出に用い，$C_{3,4}$（中心部）運動領，体性知覚領の異常をとらえることができる。中心部では睡眠時に認められる瘤波，睡眠紡錘波が最も高振幅に見られる。$P_{3,4}$（頭頂部）種々の失認，失行症状のあるとき変化が生じる。$O_{1,2}$（後頭部），健康成人では，α 律動が最も明瞭，高電圧に認められ，閃光刺激による光駆動反応も主としてこの部位で発生する。脳幹部，天幕下の傷害で律動性徐波が出現する場合があり，若年の健常者では，ときとして δ 波に似た後頭 δ 波が見られる。$T_{3,4}$（中側頭部），$T_{5,6}$（後側頭部） $T_{3,4}$ および $T_{5,6}$ はいずれも安静時の α 律動が出にくく，低電位速波成分が多い部位である。$F_{7,8}$（前側頭部） 複雑部分発作の一つである自動症てんかん原性焦点の最も多い部位として重要である。

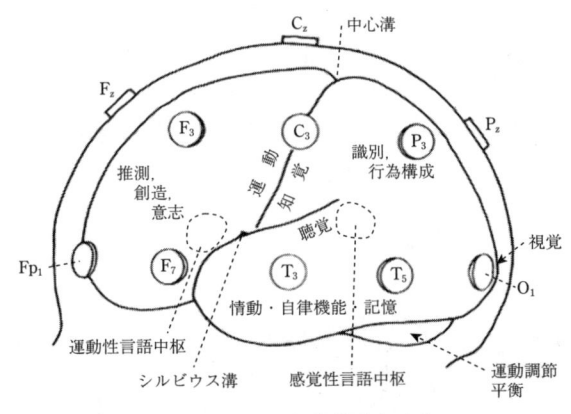

図2 電極位置と脳機能の関係（出典：日本光電工業㈱）

C_3，T_3 などは電極装置位置を示す。
添字の奇数は左側，偶数は右側を示す。

参考文献

1) 脳波講習会テキスト，日本光電工業㈱資料
2) 日本エム・イー学会 編：臨床MEハンドブック，pp.192～196，コロナ社（1984）
3) 石山陽事：CE業務をサポートする生理機能計測，Clinical Engineering，5, 9（1994）

医療機器 02

心電図モニタ

〔武田　朴〕

ポイント

心電図とは心臓を構成する筋肉の興奮伝達に伴う電位変動をいい，一般的には体表で測定される。

心電図モニタは入院している患者の心電図を長期間連続して監視する装置で，心停止時，不整脈発生時，ST-T変化あるいは興奮伝導障害などの発生時にアラームを発生する機能および心拍数とこれらの発生頻度などについてのトレンドを記憶し必要に応じて表示する機能を持つ。おもに手術中の患者，重症患者，心筋梗塞の患者などに用いられる。最近ではテレメータ化，心電図以外のパラメータ例えば動脈血酸素飽和度，血圧などとの組合せが進み，総合的に患者のバイタルサインをモニタし，診断治療に役立つ装置の開発が進んでいる。

□ ST
心電図の心室の収縮を示す部分

解　説

心臓の収縮は田原結節と呼ばれる右心房の入口付近に存在する細胞の興奮から始まり，これが心房内を伝搬して心房を収縮させる。その後房室結節において一定の時間遅れを生じた後，心室中隔にあるプルキンエ繊維と呼ばれる神経を伝わって心室内を伝搬し心室を収縮させる。この興奮の伝搬を刺激伝導といい，これを体表から測定した波形が心電図である。標準的な心電図を**図1**(a)(b)に示す。

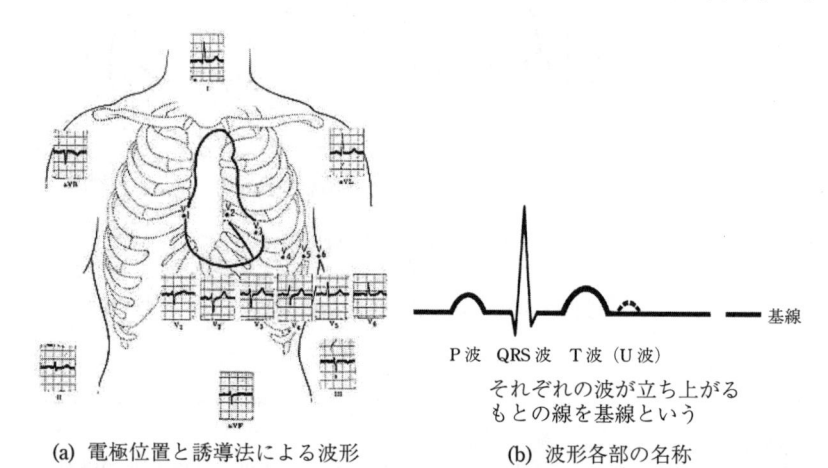

□ 刺激伝導
正常な心臓においては田原結節，心房，房室結節，心室中隔，心室壁の順で心筋の収縮に必要な刺激が伝導する。

(a) 電極位置と誘導法による波形

P波　QRS波　T波（U波）
それぞれの波が立ち上がるもとの線を基線という
—— 基線

図1　心電図の波形（出典：春見健一ほか編著：最新心電学，丸善（1993））

モニタの場合，四肢に電極を取り付けると筋電図の混入がさけられないこと，患者の動きが妨げられることなどから，左右の鎖骨および左上腹部に電極を取り付け擬似的に四肢電極の代わりとする。モニタの例を**図2**に示す。

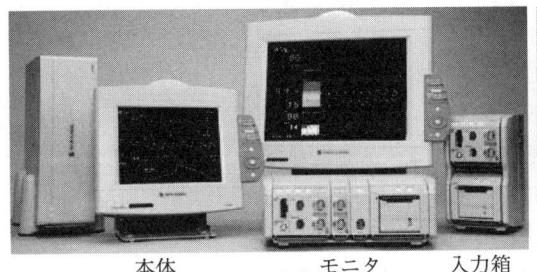

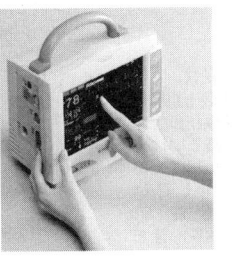

本体　　モニタ　　入力箱
大型モニタ　　　　　　　小型モニタ

図2　モニタの例（出典：日本光電工業㈱）

□不整脈
今日では刺激生成異常により脈拍が不整を示す状態の総称

不整脈とは本来は脈拍の不整を示す状態の総称であるが，今日では刺激生成異常を示すものを総称する。以下不整脈について簡単に整理する。

刺激生成異常はその発生する部位により，洞性，心房性，上室性，心室性に別かれそれぞれ，頻脈，除脈，粗動，細動などに分類される。また，発作性と非発作性に分かれる。最も重篤なのは心室細動あるいは粗動と分類されるので，心室の各部分が無秩序かつ不規則に興奮するので，有効な血液の拍出は見られない。心臓から血液が駆出されないため意識は消失し，続けば死亡する。

興奮伝導障害はやはりその発生部位により，洞不全症候群，副伝導路症候群，房室ブロック，心室内伝導障害に分類される。

不整脈の原因として心疾患，肺疾患，電解質異常，薬剤などが考えられるが，原因となる疾患が認められないことが多い。

参考文献
1) 岩瀬　孝，中西成元：重症病棟における心電図モニタの役割，Clinical Engineering，3，4，pp.247〜256（1992）
2) 佐々木敏彦：ここまで進歩した心電図モニタ，Clinical Engineering，13，3，pp.196〜205（2002）
3) 谷村仲一：心電図モニター，ヘルス出版（1987）

医療機器 03
ホルター心電計
〔武田　朴〕

ポイント

□ ST変化
心電図ST部分が基線から上昇したあるいは低下した状態である。ST上昇は心筋梗塞，ST低下は狭心症が疑われる。

　　ホルター心電計は心電図を無拘束で胸部に装着した4ないし6個の電極（図1左）から双極誘導心電図2から3 chを長時間（通常24時間）記録する記録器と，記録した波形を解析し，調律異常，心電図ST-T部分の変化などを検出し，その結果から診断を行う解析装置（図1右）から構成されるシステムである。（狭心症などが疑われる患者に，日常生活を送りながら心電図を測定し，長時間のリズム解析，異常波形の解析，異常波形出現頻度の解析などを行う。日常生活を送りながら記録するので装置は小型軽量であること，入浴などがホルター心電図記録器を装着したままできることなどが望まれている。

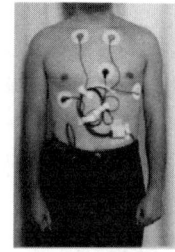

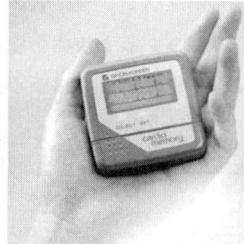

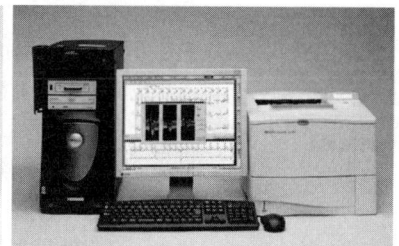

電極装置法　　　ホルター心電図記録器　　　ホルター心電図解析装置

図1　ホルター心電計と電極装着法（出典：日本光電工業㈱）

　　ホルター心電図とはホルター心電計で記録した心電図をいう。24時間心電図とも呼ばれ，時々あるいは労作時に発生する一過性の不整脈を記録し解析する心電図診断法を示す。狭心症の発作は安静状態では起こりにくく，何か活動を行ったときに発生するので狭心症などの診断に有用である。記録例を**図2**に示す。

解説

　　ホルター心電計は当初，カセットテープのテープ送りを遅くして24時間記録できる記録器に，適当なキャリヤを（500 Hzから1 kHz）心電図で変調して記録した。また同時にイベントマークを記録可能として，患者が異常を感じたときあるいは，負荷がかかることを予測したときなどにマークをいれ，記録メモを参照して診断に役立つような工夫がなされている。最近はICメモリが改良され小

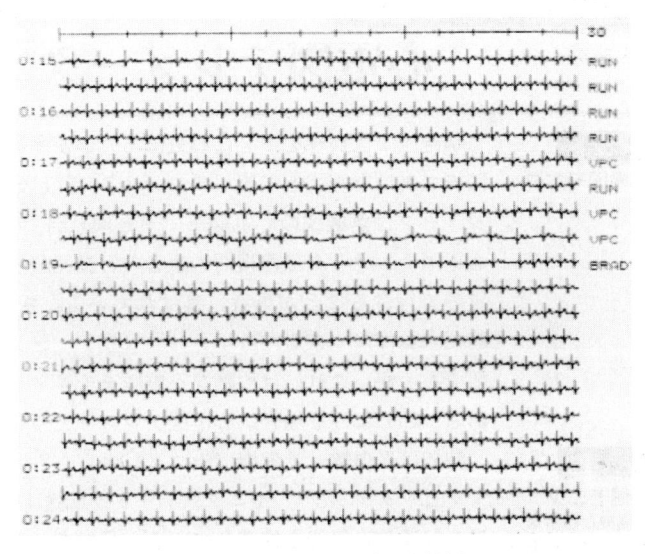

図2 ホルター心電図記録例
（出典：名古屋通信病院ホームページ http://www.n-teisinhp.jp/）

型，大容量，低価格となったので，テープではなく，心電図をディジタル化して IC メモリに記録する方式が主流となった。これにより，機構部分が簡略化され低価格高性能なホルターレコーダが実現した。さらに，ふつうの生活には欠かせない，入浴などが可能な装置も開発されつつある。現在はシャワー可能な程度である。心電図解析装置には開発当初，ミニコンピュータなどが用いられたが，パーソナルコンピュータ（PC）の性能向上に伴い，PC を用いた解析装置が開発され，最近ではネットワークを用いて解析センタにデータを送り，ネットワーク経由で検査結果が報告されるようになった。循環器臨床に必須の診断装置として使用され，さらに，産業医学，スポーツ医学の分野にまで応用が広がっている。

参考文献

1) 石山陽事：古くて新しい心電図モニタの役割と実際，Clinical Monitoring，3，4，pp.220～228（1992）
2) 仙波正人：心電図モニタの種類と原理，Clinical Engineering，3，4，pp.229～233（1992）
3) 日本エム・イー学会 編：臨床 ME ハンドブック，pp.238～239，コロナ社（1984）
4) 中川幹子：ホルター心電図の基礎と進歩，臨床検査，43，12，pp.1469～1473（1999）
5) 春見健一 ほか 編著：最新心電学，pp.838～852，丸善（1993）

医療機器 04

心電図テレメータ

〔武田　朴〕

ポイント
□心電図モニタ

病院内では病棟を中心に心電図モニタが多数使われている。心電図モニタは有線式と無線（テレメータ）式に分類される。心電図テレメータは無線式の心電図モニタと同意語で使われることが多い。心電図テレメータは回復期の患者の行動範囲を広げ，特にトイレに自分で行けることが患者に喜ばれている。さらに，CCU等では心筋梗塞発作後できるだけ早くリハビリテーションを始めることが重要であるが，これには危険な不整脈をモニタし続けることが必要である。このような場合に心電図テレメータの有効性が発揮される。

解　説
□受信モニタ
受信機と患者情報モニタの機能を併せ持つ装置である。一般的に病室で用いられている。

装置は送信機と受信機（モニタ）からなる。送信機は患者のデータをピックアップし，モニタにデータを伝送する機能を持っている。患者は通常送信機を携帯している。受信モニタは送信機が送信した電波を受信し復調し表示する。通常ナースステーションに設置される。

つぎの三つの理由から日本では心電図テレメータは病棟を中心に広く普及している。

1) 患者は機械に拘束されず，自由に動くことができる
2) ナースステーションで多人数の患者の容態を集中的にモニタでき，医療スタッフの作業量軽減に貢献している
3) 医用テレメータの認知度が高く，専用の無線周波数が割り当てられている

患者が携帯する送信機は小型軽量でかつ長時間連続動作が要求される。**図1**に送信機の例を示すが，この場合，単3アルカリ乾電池1本で10日以上の連続動作が可能である。電池寿命としては十分な領域に達しているがサイズ，重さの点ではまだまだ発展の余地がある。大人はさておき新生児にとっては現在のモデルはどれも大き

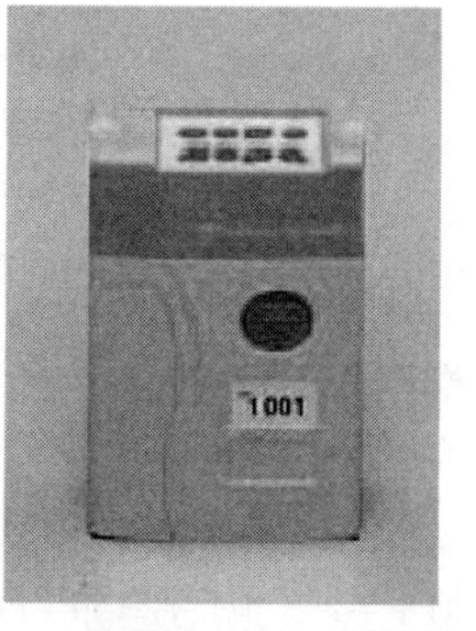

図1 心電図テレメータの送信機
（出典：日本光電工業㈱）

く，小型化の要求はかなり強い。

ナースステーションに設置される受信機の例を図2に示す。これは4人の患者の容態が同時に観察できるものであるが，さらに多人数を同時にモニタできる装置もある。

日本と米国ではテレメータ専用に使用できる無線周波数が割り当てられているが，専用の周波数が割り当てられている国はあまり見あたらない。そのためにテレメータ式のモニタの有用性は世界的に広く知られている

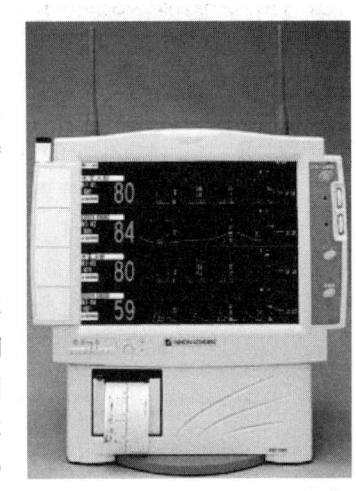

図2 心電図テレメータの受信機
（出典：日本光電工業㈱）

ものの普及という点では日本，米国に及ぶ国はない。ただし，従来の狭帯域通信方式に代わり超広帯域通信技術の進歩に伴い，多くの国で無線装置の利用が可能になることから，今後，それらの国でも心電図をはじめとするテレメータ装置の普及が期待できる。

従来，心電図中心で発展してきたテレメータではあるが，最近は他の生体パラメータも同時にモニタできるタイプに置き換わりつつある。心電図以外の主要な生体パラメータの例としてはインピーダンス方式による呼吸測定，血中酸素飽和度，非観血血圧等がある。心電図をピックアップする回路は比較的小型で消費電力の少ない回路で実現することから患者が携帯する送信機には容易に組み込むことができたが，他のパラメータは心電図回路に比べ消費電力が比較的多いものばかりであることから性能と省電力設計を両立することがきわめて重要である。その意味でテレメータ装置は今後さらに発展していくと思われる。

参考文献

1) 仙波正人：心電図モニタの種類と原理, Clinical Engineering, 3, 4, pp.229〜233（1992）

医療機器 05
筋 電 計
〔武田 朴〕

ポイント　筋電図（**図1**）は筋肉の収縮に伴う活動電位を記録して得られる。神経・筋疾患の診断に筋電図は不可欠な検査である。さらに末梢神経を刺激して得られる誘発筋電図（M波，H波，F波などに分類される），最近では脊髄誘発電位，単一繊維筋電図，神経活動電位などによる神経系の診断にも用いられる。測定は針電極を刺入して行われる。

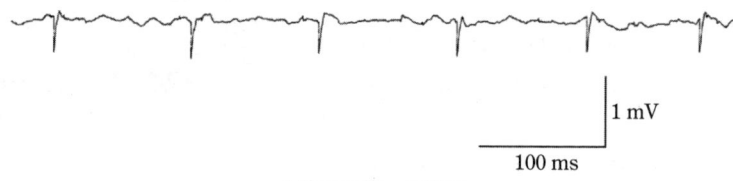

上腕二頭筋　安静時

図1　正常な筋電図波形（出典：神奈川県立リハビリテーションセンタ）

また，誘発筋電図検査は皮膚表面に刺激電極および導出電極を装着して行う。最近では測定した筋電図あるいは誘発筋電図を自動解析する機能を持つようになった。検査時の苦痛を減らすように改良することが望まれる。筋電計の外観を**図2**に示す。

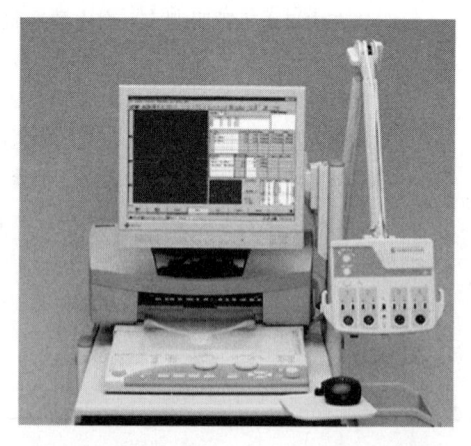

図2　筋電計の例（出典：日本光電工業㈱）

解　説

神経細胞や筋繊維に微細ガラス電極を刺入すると細胞外液に対し，$-100 \sim 50$ mV の電位差が得られる。これを静止電位と呼ぶ。この細胞に刺激を与え，細胞内電位がある値を越えると興奮が起こり，スパイク状の電位変化が観察できる。これを活動電位という。

末梢の感覚受容器に適当な種類の感覚刺激を加えると，刺激は知覚神経を伝搬し，それに対応して大脳皮質の感覚領野に電位変動を生じる。これを誘発反応という。誘発反応の電位は数 μV であるが，刺激に同期して加算平均すると検出できる。

末梢神経を電気刺激すると，刺激が運動神経を伝搬してその支配筋に誘発筋電図が現れる。神経や筋の活動を他覚的に検査できるばかりでなく，脊髄反射の機構や中枢神経系の解明に手がかりとなり，多くの情報を得ることができる。例えば頸骨神経を刺激すると，弱い刺激では閾値の低い筋紡錘起源の求心性 group Ia 繊維が興奮し，脊髄迂回性の H 波（潜時 $20 \sim 30$ ms）が記録され，刺激が強くなると運動神経（α 繊維）の興奮が遠心性に伝わり，M 波が現れる。さらに強い刺激では運動神経の興奮が求心性に伝わり，前核細胞を自己興奮させて F 波が現れる。M 波を用いて運動神経伝導速度（MCV, $50 \sim 60$ m/s 程度）の測定，知覚神経伝導速度（SVC）の測定が行われる。さらに，F 波，H 波からの伝導速度測定により末梢神経の中枢部への伝導速度を測定すると，M 波を用いた場合と異なった所見が得られることがあり，神経根部やその周辺の圧迫傷害（椎間板ヘルニア等）や中枢部の運動神経伝導傷害を知るうえで有効である。また，末梢神経に頻度を変えて連続頻回刺激し，支配筋に現れる M 波の振幅を測定すると，重症筋無力症では振幅がしだいに減衰する。また長時間の連続刺激を行って筋や神経の疲労現象を検査することもできる。さらに，中枢性傷害，中枢性麻痺，脳出血などでは H 波が増大し，脊髄反射経路に障害があれば H 波は減衰もしくは消失するなど，中枢および脊髄性疾患の診断には H 波が用いられる。

□知覚神経
感覚器で受け取った刺激を脳に伝える神経

□知覚神経伝導速度
知覚神経が刺激されると興奮は求心性に伝えられ，刺激点より中枢部で知覚神経活動電位が記録できる。例えば指先を刺激し上行性インパルスを手腕部または肘部で導出し，活動電位の潜時から伝導速度を計算することができる。

□運動神経
脳の命令を筋肉に伝える神経

□運動神経伝導速度
末梢神経の刺激点 S_1（肘部）と S_2（手腕部）で刺激し，それぞれの誘発電位 M 波を導出する。二つの電位の潜時の差 T_1-T_2 は S_1 と S_2 の間の伝達時間に相当するもので伝導速度は（S_1 と S_2 の距離）/（T_1-T_2）となる。

参考文献

1) 日本エム・イー学会 編：臨床 ME ハンドブック, pp.198～201, コロナ社（1984）
2) 神経・筋検査の手引き, 日本光電 ME 講座 V, 日本光電工業㈱
3) 石山陽事：CE 業務をサポートする生理機能計測, Clinical Engineering, 5, 9（1994）

医療機器 06

眼 圧 計

〔永岡　隆〕

ポイント

□緑内障

緑内障は自覚症状がないが，最悪の場合失明に至る危険な病気である。緑内障を簡易的に診断する方法として，眼の中の圧力，眼圧を計測することが一般的に行われているが，現行の眼圧計測装置は患者に与える苦痛・不快感が大きいため，無侵襲で簡便に計測できる眼圧計が求められている。

解　説

□房水

□開放隅角緑内障
□閉塞隅角緑内障
□原発性
□続発性

われわれが物を見ることができるのは，眼で見た情報が視神経を介して脳に伝えられるためである。視力を保つためには眼圧を一定以上に保つ必要があり，健常者の眼圧は $10 \sim 20$ mmHg 程度といわれている。眼圧を保ち，水晶体や角膜を養うために必要な房水は毛様体などで作られ，後房→瞳孔→前房→隅角→シュレム管→静脈という経路で流れている。眼圧の上昇原因の大部分は隅角の物理的・機能的閉鎖によって起こる。徐々に隅角が狭くなっていく開放隅角緑内障と，急に隅角がつまってしまう閉塞隅角緑内障があり，さらにもともとの緑内障である原発性と他の病気（ぶどう膜炎や糖尿病など）により併発する続発性とが存在する。緑内障は視野異常や視力低下を招く危険な病気であり，国内の緑内障患者は 200 万人に上ると推定されている。現在一般的に用いられている眼圧の測定法として，プリズムで直接角膜を圧平することで測定する方法と，短時間空気を噴射し瞬間的に角膜を圧平することで測定する方法がある。

圧平眼圧計の模式図を**図1**に示す。操作者はゆっくりとプリズムを角膜に押し当て，圧平面積が指定の値となったときの加圧力から眼圧を推定することができる。空気を噴射する手法も基本的な原

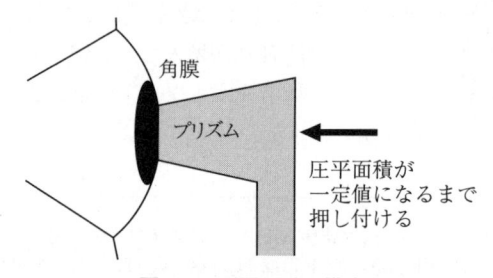

図1　圧平眼圧計の模式図

理は同じであるが，感染症の恐れが少ないため，現在は空気圧式が多く用いられている。

　直接圧平式は点眼による表面麻酔が必要となり，また頻度は少ないが角膜剥離の可能性が存在する。この手法はより正確に眼圧を計測する必要がある場合に用いられることが多い。

　これらの手法は角膜に力を加えるため，患者に大きな苦痛・不快感を与える。また，眼球面に対する位置と角度を正確に設定する必要があるため，装置が大掛かりになり，操作者にも熟練が要求される。このような現状のもと，無侵襲かつ操作が簡便な眼圧計が求められている。無侵襲眼圧計の開発は古く1960年代から進められているが，どれも低精度・低感度の問題があり，実用化には至っていない[1]。

関連項目

　現在開発が進められている無侵襲眼圧計の一つとして，振動を利用した無侵襲眼圧計がある[2]（**図2**）。一般に生体軟組織は応力の増加に従って，伸展性を失う（硬くなる）性質があるといわれている。そこで瞼上から弱い音波や振動を直接当てることで眼球を振動させ，共振周波数における振幅の違いから眼球の硬さを計測し，眼圧を推定する。豚眼を用いた基礎実験では眼圧の上昇に伴って眼球の硬さが増し，振幅の増大が確認された。今後は瞼上から計測器を軽く当てるだけで眼圧が計測されるようになり，体温計と同様に一般家庭で容易に眼圧を計測することができる環境が整備されることが予想される。

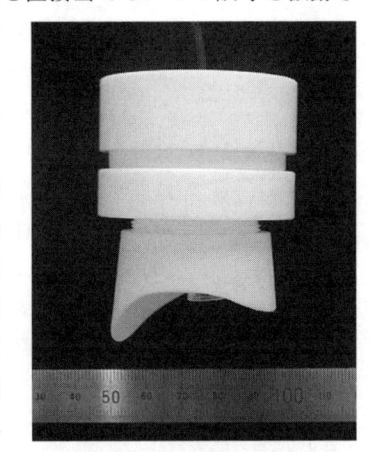

図2　無侵襲眼圧計の例

参考文献

1) R. S. Mackay and E. Marg: "Fast, Automatic Ocular Pressure Measurement Based on an Exact Theory", IRE Transactions on Medical Electronics, ME-7, 2, pp.61 〜 67 (1960)
2) 田口　剛，内山明彦：音波利用の装置で緑内障を検査する－無侵襲眼圧測定法に関する基礎研究（特集 超音波を使った医療），超音波 techno, 15, 3, pp.3 〜 6（2003）

医療機器 07
酸素飽和度計

〔武田　朴〕

ポイント

□**酸素飽和度**
血液中のヘモグロビンのうち酸化ヘモグロビンが占める割合

血液の酸素飽和度測定法には採血した血液を測定するコオキシメータとセンサを体表に装着して測定するパルスオキシメータとがある。パルスオキシメータは1974年に青柳が発明した非観血で体内成分が測定できるパルス分光法を用いて動脈血の酸素飽和度を測定する装置である。センサと装置の外観（本体）を**図1**に示す。

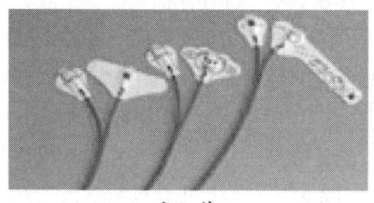

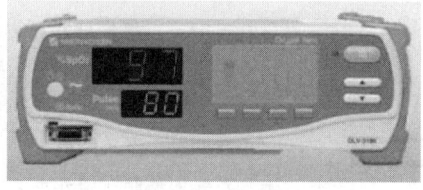

センサ　　　　　　　　　　　　　　　本　体

図1　パルスオキシメータ（出典：日本光電工業㈱）

□**ヘモグロビン**
脊椎動物の赤血球に含まれる鉄を含む色素（ヘム）とたんぱく質（グロビン）とからなる複合たんぱく質。酸素と可逆的に結合する能力があり，血中での酸素運搬の役割をもつ。酸素と結合すると鮮紅色，酸素を離すと暗赤色を呈する。

現在では呼吸の状態と循環の状態が同時にモニタできる装置として広く使用されている。特に麻酔事故を防ぐうえで重要な役割を果たすほか，呼吸器の疾患あるいは重症患者のモニタとしても重要な役割を果している。体組織への酸素供給は血液中のヘモグロビンにより行われる。血液が運ぶことができる酸素の量はヘモグロビンがないとき，血液 100 ml 当り 0.5 ml 程度であり，ヘモグロビンが100％酸化されることにより 21 ml 程度に増加する。酸素飽和度は血液中のヘモグロビンが酸化されている割合を示す。

酸素分圧と酸素飽和度の関係を**図2**に示す。酸素飽和度が下がった状態をハイポキシアという，ハイポキシアの原因は吸気中の酸素分圧低下，肺の換気不良，肺胞血液のガス交換障害，血液の障害，静脈血の混合，血流の障害などであり，いずれにせよ，ただちに何らかの処置を必要とする病気あるいは外傷があると判断される。

脈動減光率を利用したパルス分光法はヘモグロビン量，血糖値などの生体成分の測定への応用も期待されている。

解　説

測定には酸化ヘモグロビンと還元ヘモグロビンの吸収がほぼ等しい波長 800 〜 960 nm と，吸収が大きく異なる波長（660 nm）の二

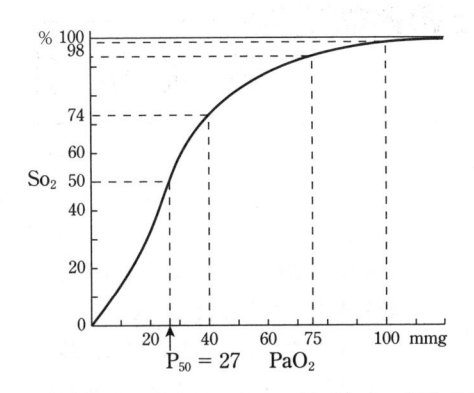

図2 酸素分圧と酸素飽和度の関係（出典：諏訪邦夫：パルスオキシメトリ，中外医学社（1989））

つの波長における脈動減光率の比を測定し，計算により酸素飽和度を求める。生体組織に光を投射（L_i）し透過光（L_o）を測定し減光度を求めると ε：吸光係数，C：濃度，D：厚さ，としたとき，減光度は $A = -\log L_o / L_i = \varepsilon C D$ で与えられる。動脈は脈動しており，収縮期には血液量が増え，拡張期には血液量が減少するので，収縮期と拡張期における血液層の厚みの相違を Δd とし，拡張期の減光度を $A_{dia} = -\log L_o / L_i = \varepsilon C D$ とすれば，収縮期の減光度は $A_{sys} = \varepsilon C (D + \Delta d)$ で与えられる。拡張期の透過光量を入射光，収縮期の透過光量を透過光と考えれば，脈度減光度 $\Delta A = \varepsilon C \Delta d$ を測定することができる。これを二つの波長で測定すると

$$\Delta A_1 = \{\varepsilon_{o_1} S + (1 - S) \varepsilon_{r_1}\} \Delta d \quad (1)$$

$$\Delta A_2 = \{\varepsilon_{o_2} S + (1 - S) \varepsilon_{r_2}\} \Delta d \quad (2)$$

(1) と (2) の比をとると $S = (\varepsilon_{r_2} - \phi \varepsilon_{r_1})/(\varepsilon_{o_1} - \varepsilon_{r_1}) - \varepsilon_{o_2} + \varepsilon_{r_2}$ が得られる。$(\varepsilon_{o_1} - \varepsilon_{r_1}) = 0$ であれば $S = (\varepsilon_{r_2} - \phi \varepsilon_{r_1})/(\varepsilon_{r_2} - \varepsilon_{o_2})$ となり，血液酸素飽和度を求めることができる。

ただし，S：酸素飽和度 $\varepsilon_{r_1}, \varepsilon_{r_2}$：それぞれ波長1と2における還元ヘモグロビンの吸光係数；$\varepsilon_{o_1}, \varepsilon_{o_2}$：波長1と2における酸化ヘモグロビンの吸光係数 $\phi = \Delta A_2/\Delta A_1$：脈動減光度比である。

参考文献

1) 諏訪邦夫：パルスオキシメトリ，中外医学社（1989）

医療機器 08

血流量計

〔武田 朴〕

ポイント

血流量計には電磁血流計，超音波伝達時間式血流量計などが実用化されてきたが，現在市販されているのは超音波伝達時間式血流量計である。

細胞が活動するには一定の環境と酸素と栄養の供給と代謝産物と老廃物の除去が必要である。

心臓を持つ生物においては，体の各部の細胞は細胞外液を介して毛細血管とつながっている。細胞から毛細血管までは細胞外液を介した拡散により，酸素あるいは栄養の供給を受け，代謝産物を排出している。消化器および肺からの栄養と酸素は血流によって毛細血管まで運ばれる。また，代謝により生じた老廃物は毛細管から血流により肝臓，腎臓，肺その他の期間に運ばれて排泄あるいは分解再構成されて再び細胞の活動に有用な物質となる。したがって血流量の維持は細胞の生存にひいては生命の維持に関わる重要な生命活動である。

解 説
□ 超音波伝達時間
□ 音速

超音波伝達時間式血流量計はつぎのような原理で血流量を測定する。図1に示すように振動子P1とP2を対向しておき振動子間の距離をLとし，P1からP2に向かって超音波を発信しP2で受信する。音速をcとしたとき，P1からP2への到達時間はL/cとなる。このとき血液が流速Wで流れていると，超音波を上流に向けて発射したときと下流に向けて発射したときの時間差ΔTは$\Delta T = 2LW\cos\theta / c^2$ ただし$W<c$で与えられる。

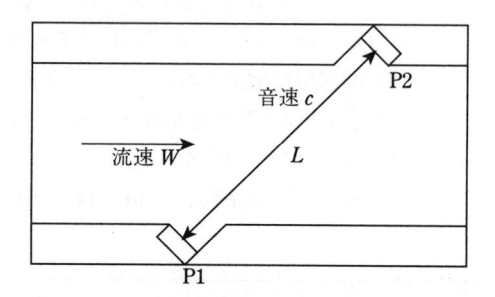

図1 超音波伝達時間式血流量計プローブの構造

□位相差

　また,超音波の角周波数を ω とすると,上流に向かって伝播した波と下流に向かって伝播した波の間には位相差 $\omega\Delta T$ が生じる。実際にはこの位相差および時間差は非常に小さい。戸川の報告によれば,$L = 2$ cm,$V = 10$ cm/s,$c = 1.5 \times 10^5$,$\theta = 45°$ とすれば,伝搬時間差は 1.3×10^{-9} となり,超音波の角周波数を rad/s とすれば,位相差はおよそ 8×10^{-3} rad $= 0.45°$ である。

　また,管内の流れは一様流速ではないので,伝播方向の時間差あるいは位相差から求めた流速は実際の平均流速より33%大きく,乱流の場合5〜8%大きい。したがって,若干の誤差を生じる。位相差の検出にはさまざまな提案がなされているが,ここでは図2に示すヘテロダイン式について説明する。ヘテロダイン式は図に示すように回路を構成し,連続波で駆動して位相差を検出するが,流れによる位相差が小さいので搬送波にヘテロダイン式による周波数変換を行って検出する方法である。

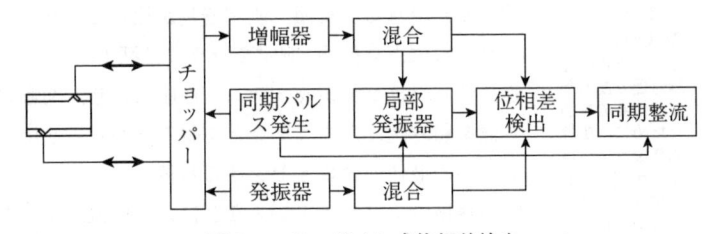

図2 ヘテロダイン式位相差検出

　血流計は冠状動脈バイパスグラフト手術後の冠動脈,弁置換手術後の上行大動脈,肺動脈,浅側頭動脈,中大脳動脈バイパス手術後の浅側頭動脈,門脈,肝動脈,腎動(静)脈用,体外循環回路,透析回路などの流量を測定し,手術の成否あるいは体外循環回路,透析回路などの動作を制御するために使用される。また適用される血管の形状あるいは測定部位周辺の構造などによりセンサの形状が決定される。

参考文献

1) 戸川達夫：生体計測とセンサ,コロナ社（1986）
2) 日本エム・イー学会 編：臨床MEハンドブック,pp.272〜273,コロナ社（1984）
3) 血流測定 Q&A,日本光電工業㈱資料

医療機器 09

血 圧 計

〔武田 朴〕

ポイント

□**カテーテル**
血管内に挿入して血液のサンプル採取，血圧測定，薬剤注入などを行う管

解 説

□**フラッシュシステム**
カテーテルの先端付近で血液が凝固するのを防ぐために，生理的食塩水にヘパリンを加えた液を微量に2〜3cc/h流す仕組み。必要に応じて大量に流す弁が組み込まれている。

血圧とは心臓が全身に血液を送出するために発生する圧力である。血圧は患者にとっては循環状態を知るうえで重要な測定項目の一つである。血圧を測定する方法には大別して観血的方法と非観血的方法がある。観血的方法とはカテーテルと称される可撓性のある管の先端を測定したい血管まで挿入し後端に圧力センサを接続しカテーテルを伝播してきた圧力を直接測定する方法で直接法ともいわれる。非観血的方法は通常カフを用いて圧力を加え，血管内外圧差によって発生する，音（コロトコフ音法）カフ内圧変動（オシレーション法）あるいはカフ下流の脈波（触診法）などの変化を用いて血圧を推定する方法があり，間接法とも呼ばれる。

直接法ではカテーテルが挿入できる血管の血圧を波形を含めて正確に測定できる。反面，測定器具が複雑であり，測定の準備に時間がかかる欠点を持つ。測定を行うには**図1**に示すようにカテーテル，延長管，フラッシュシステム，血圧センサ，増幅器および表示記録装置を組み込んだモニタなどを組み合わせて使用する。また，カテーテル内の液体の質量とセンサの容積コンプライアンス，残留する気泡の容積コンプライアンスなどによる機械的な共振系が構成される

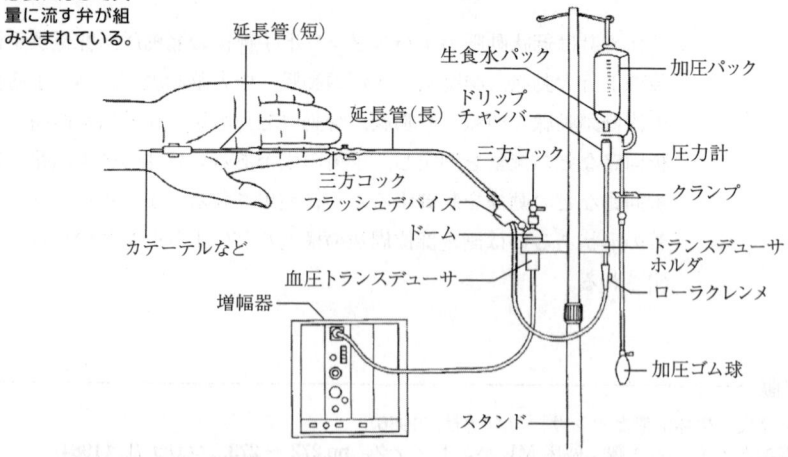

図1 血圧測定用器具類（出典：武田朴：電極・センサ，BME，1，10（1987））

ので，カテーテル，延長管などからの気泡抜きが重要である。

　間接法ではカフを用いて人の体の一部分を圧迫し，組織内部の動脈の内外圧を変化させることにより発生する現象を利用して行う方法とカフを用いないで測定する方法が提案されている。カフによる圧迫を上腕に加えるとつぎのような現象が発生する。圧迫した動脈のすぐ下流においてコロトコフ音と呼ばれる音が聴診できる。カフ内の圧力変動の振幅が変化する（オシレーションと呼ばれる）。さらにカフ下流の脈波はカフ圧が収縮期圧を上回ると消失する。この様子を図2に示す。おもにカフを用いて血管を圧迫し加えた圧力とオシレーション振幅の大きさとの関係から血圧を推定するオシロメトリック法が最も普及している。

□カフ
上腕を圧迫する袋状の器具で幅と長さが上腕の太さと適合する物を用いないと測定誤差が生じる。

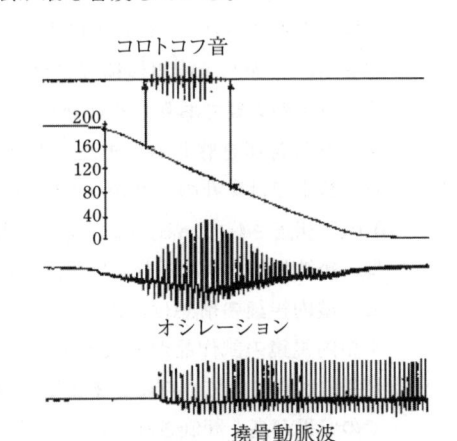

図2　カフ圧変化とそれに関連する現象
（出典：L.A.Geddes : Blood Pressure Measurement, Year Book Publishers）

参考文献

1) G. W. Mauck, C. R. Smith, L. A. Geddes, J. D. Bourland: "The Meaning of the Point of Maximum Oscillations in Cuff Pressure in the indirect Measurement of Blood Pressure Part II", Journal of Biomechanical Engineering , 102, pp.28 〜 33 (1980)
2) J. A. Posey, L. A. Geddes, H. Williams, and A.G. Moore: "The meaning of the point of maximum oscillations in cuff pressure in the indirect measurement of blood pressure. part I", Cardiovascular research center bulletin, July-Sept (1969)
3) L. A. Geddes: "The direct and Indirect Measurement of Blood Pressure", Year Book Medical Publishers (1970)
4) 観血式血圧測定の実際，日本光電工業㈱資料
5) 日本エム・イー学会 編：臨床 ME ハンドブック，pp.266 〜 267，コロナ社（1984）

医療機器 10

カプセル型内視鏡

〔永岡　隆〕

ポイント
□内視鏡

□カプセル型
　内視鏡

解　説

□硬性胃鏡

□M2A

　内視鏡は1868年以来開発が続けられ，現在では消化器系疾患の診断のみならず，治療においても必要不可欠な存在となっている。しかし，内視鏡検査には熟練した内視鏡科医が必要であり，確率は低いが偶発症の危険性もある。このような現状のもと，飲み込むだけで内視鏡検査が可能なカプセル型内視鏡への期待が高まっている。

　がん治療の進歩にもかかわらず，近年の食生活の欧米化により，消化器系疾患は現在増加傾向にあり，特に大腸がんの増加が著しい[1]。内視鏡は1868年に硬性胃鏡が開発されてから一世紀にわたり開発が進められ[2]，現在では内視鏡下で手術が行えるまでになっている。しかし，内視鏡検査にはある程度の教育と経験のある内視鏡科医が必要であり，それでも患者は「死ぬほど辛い検査」ともいわれる苦痛を感じる。また，腸管穿孔などの偶発症の問題もあり，日本では穿孔の頻度が0.02～0.03％，検査中における死亡も0.01％報告されている。このような現状のもと，現在の内視鏡を小型・無線化し，飲み込むだけで内視鏡検査が行える，いわゆるカプセル型内視鏡の構想は，古くからの夢であった。2000年にカプセル型内視鏡の試作品が発表[3]されて以降さまざまな臨床実験結果が報告されていて，特にいままで内視鏡が届かなかった小腸領域内での成果が高く評価されている。現在臨床で使用可能なカプセル型内視鏡はイスラエルの「ギブン・イメージング社」(Given Imaging Ltd)が開発したM2Aという製品のみである。商品名は「mouth to anus」(口から肛門まで)を意味している。M2Aは直径11 mm，長さ26 mmのカプセル内に撮像素子，光源，電源，駆動回路，画像送信用のアンテナを搭載していて，毎秒2枚の静止画を連続的に撮影し，体外に送信する。映像信号は患者が腹部に巻いた受信器を介してHDDに保存され，その後医師がコンピュータで読み取って診断する。患者は検査中，痛みをまったく感じない。駆動時間はおよそ8時間であり，電源には時計用のボタン型電池が用いられ，撮像素子に電荷結合素子（charge coupled device：CCD）を採用するなど，低消費電力化を実現している。

関連項目

カプセル型内視鏡の問題点として，X線以外では位置検出ができない点と，姿勢制御ができない点がある。M2Aでは重心を撮像素子寄りにすることで方向の制御をしているが，確実に一定の方向に撮像素子を固定することはできない。そのため，現状ではカプセルを飲み込むと，どの方向の映像が撮影できるのかは運任せであり，ある地点で同じ画像を取得し続けることも困難である。また，カプセルの推進力は腸管の蠕（せん）動運動に依存しているため，カプセルの移動速度は患者の姿勢や健康状態に依存し，腸管に狭窄の症状が疑われる患者には適用できない。数は少ないが腸管内に滞留してしまう例も報告されている。

これらの問題を解決するため，現在永久磁石（**図1**）や交流磁場（**図2**）を応用したカプセル型医療機器の位置検出に適した小型の3次元位置センサや，カプセル姿勢制御用の小型モータや超音波振動子を応用した駆動装置などの開発が進んでいる。その他にも撮像素子以外の化学センサの搭載や，CCDの代わりに超音波素子を搭載し，腸管壁内に潜んだがん組織を計測しようという試みが行われている。

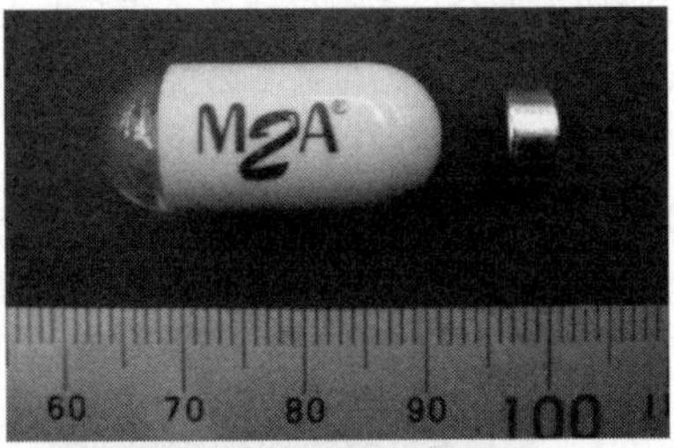

図1　位置計測用永久磁石（右）とカプセル型内視鏡（左）のサンプル

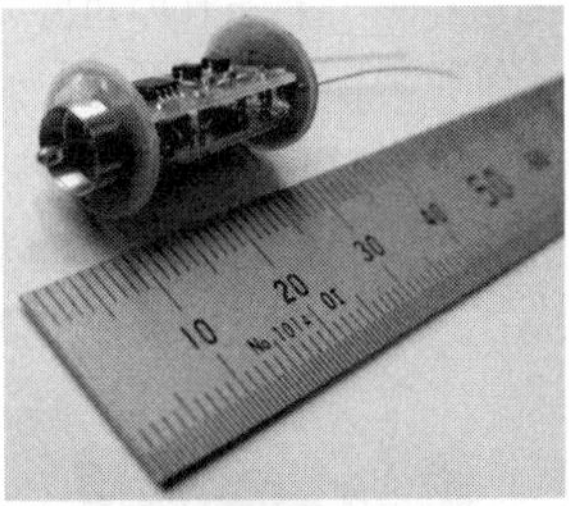

図2　カプセル型医用機器に適した小型の3次元位置センサ

予防医学
健康科学
病院組織
医療機器
医療技術
治療手技
福祉・リハビリ
精神医療

参考文献

1）厚生省大臣官房統計情報部：平成11年人口動態統計 第15表 悪性新生物の主な部位別に見た性別死亡数の年次推移（1999）
2）R. S. Mackay & B. Jacobson: Endoradiosonde, Nature, 179, p.1239/1240 (1957)
3）G. Iddan, G. Merron, A. Glukhovsky & P. Swain: Wireless capsule endoscopy, Nature, p.405/417 (2000)

医療機器 11

X 線 CT

〔柳澤政生〕

ポイント

CT は computed tomography の略であり，コンピュータ断層撮影法と呼ばれる。CT 検査では，X 線撮影検査と同様に人体に X 線を照射し，人体を透過した X 線の量を計算機によってデータ処理をして画像の再構成をすることにより，人体を輪切りにした断層画像を作成する。そのため，一般の X 線撮影検査では得られないような，体内の詳細な情報を得ることが可能である。装置の改善とともに照射線量は少なくなってきているものの，X 線撮影検査と同様に放射線を使用するため，人体への被爆を伴うという欠点を持つ。CT の検査は，全身のあらゆる臓器が対象となり，腫瘍，結石，出血，梗塞など数多くの疾患に対する診断に利用され，検査時間が短いため，緊急時の検査においても施行されることが多い。

解　説
□ X 線管球
□ X 線検出器

CT は図1のような装置で，X 線を発生する X 線管球と X 線の量を測る X 線検出器が向かい合うように配置されている。この管球と検出器の間に人体を寝かせて X 線を照射しながら回転させ，それぞれの角度での X 線の吸収の度合いを測定する。得られたデータを計算機で処理し，人体のそれぞれの位置での X 線の吸収値を白から黒のグレースケールにより表示したものが CT 画像となる[1]。CT 画像では，骨などは X 線の吸収が大きいため白くなり，空気などは吸収が小さいため黒くなる。また，水や脂肪などは X 線の吸

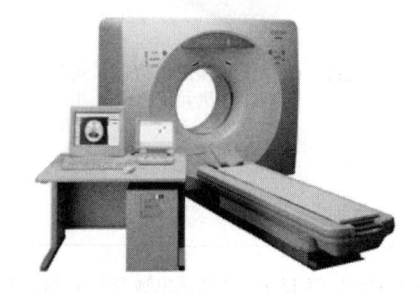

図1　CT 装置（出典：㈱日立メディコ）

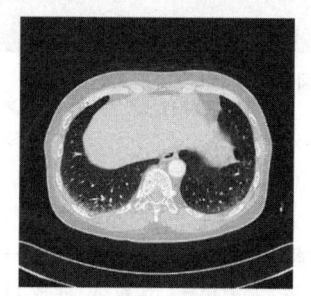

肺の下部を肺野条件（気管や血管が見える条件）で撮影したスライス画像

図2　CT 画像の例
（出典：放射線医学総合研究所）

収が中程度であるため，灰色になる（図2）。

関連項目

□ヘリカルCT

□マルチスライスCT

従来のCTでは，1断層像の撮影ごとに寝台を体軸方向に徐々に動かし，つぎの断層像を撮影するということを繰り返していたが，管球の回転と寝台の移動を同時に行い，人体をらせん状にスキャンするヘリカル（スパイラル）CTが登場し，多くの断層像を短時間で連続的に撮影することができるようになった。また，ヘリカルCTによる連続データの収集により，CT検査において制限のあった任意断面の再構成画像や，仮想内視鏡画像の作成が可能となった。さらに，X線管球に対して向かい合う位置にあるX線検出器が，体軸方向に複数搭載されるマルチスライスCTが登場し，X線管球が一回転する間に複数の情報を取得することが可能となり，単位時間当りにより多くの画像情報を収集することが可能になった。2列のX線検出器を持つものから，16列のX線検出器を持つものも登場している。マルチスライスCTでは，より薄い間隔での撮像が可能となり体軸方向の空間分解能が向上し，X線管球の回転速度も高速化し撮像時間が短縮した[2]。

CT検査では撮像時に息止めが必要となるが，マルチスライスヘリカルCTでは一検査当りの撮像時間が10～20秒程度で終了するため，呼吸困難な被験者や子供でも，より容易に検査することが可能となった。また，必要な断層画像を撮影するために無理な体位を強いる必要もなくなった[3]。

マルチスライスCT等の登場によりCT検査の質および量は進歩し，使い方次第では高質の医療情報を提供できるようになった。一方，3D画像などの処理を前提とした撮影での画像数は膨大となり，コンピュータ処理の重要度は増加してきている。

参考文献

1) 嶋津秀昭："第7章 画像診断装置"，入門医用工学，pp.167～204，菜根出版（1996）
2) 総特集：マルチCTの臨床と経済，月刊新医療，30，10，pp.70～72（2003）
3) マルチCT有効活用術，月刊新医療，30，10，pp.96～98（2003）

医療機器 12

MRI

〔柳澤政生〕

ポイント

MRI（magnetic resonance imaging）とは磁気共鳴画像検査法のことである。MRIでは，強い磁場の中で人体に電磁波を短期間あてた後，体内から放出する電磁波エネルギを検出し，得られた信号を計算機で処理して人体の断面画像とする。人体に対して無侵襲で苦痛も少なく，被爆の危険性がない。ただし，磁気を用いた検査であり，人体に埋め込んだ金属製の医療機器などがある場合，医療機器が故障したりMRI装置の磁石に引き寄せられたりするため検査できない。

解　説

□核磁気共鳴

体内には磁性を持つ原子核が無数にあり，外部から磁束密度の強い磁場を加えると原子核は静磁場方向にそろう。磁場を加えた状態で磁場と直角な方向に高周波（RF）パルスを加えると，原子核はRFパルスからエネルギーを吸収し，励起された状態となる。この現象は，核磁気共鳴と呼ばれる。つぎにRFパルスを切ると，原子核はエネルギーを放出して，元の状態に戻っていく。この際に放出されるエネルギーを信号として検出し分析することで，元の状態へ戻る速度を知ることができる。また，場所により磁場の強度を変える勾配磁場または傾斜磁場を発生させることで，エネルギーを放出する原子核の位置情報を知ることができる。これらの情報を計算機で処理することにより，断層画像を得ることができる[1]。MRIでは，

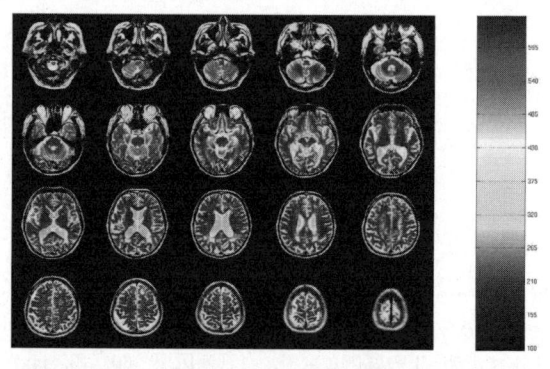

図1　MRI画像の例（出典：東京都老人総合研究所）

□水素原子核　通常高い信号レベルの得られる水素原子核（プロトン）の信号が用いられる。水素原子核は骨皮質，肺（空気）などには少なく，水や脂肪に多く含まれるため，骨などのアーチファクト（雑音）を受けず，軟部組織の診断に適した画像を得ることができる（図1）。

MRIは，検査室内に磁場発生装置，高周波発信装置，高周波受信装置，検査テーブル等が配置され，制御室内には操作卓，計算機が配置されており，検査室内の装置は図2のような外観をしている。

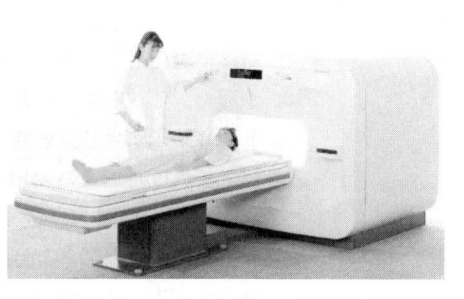

図2　MRI装置（出典：㈱日立メディコ）

関連項目

臨床用には磁場強度が最大で1.5テスラの装置が用いられてきたが，2003年に3.0テスラの装置が薬事承認を受け，日本国内でも使用できるようになった[2]。3.0テスラの高磁場装置では，信号雑音比が1.5テスラ装置の約2倍となり，撮像時間に換算すると，1.5テスラ装置の約4倍の信号を得ることができる。また，複数コイルを用いて撮像を高速化するパラレルイメージングのSENSE

□SENSE　（sensitivity encoding）法なども普及し，より高解像度の画像が短時間で得られるようになってきている。一方で，高度な撮像技術を適用するにつれて検査時の騒音が増大してきている。被験者にとって騒音は不安，緊張感を与える大きなストレスであり，人体の聴感に騒音が与える影響は無視できない。この課題を解決するため，騒

□ピアニシモ機構　音源である傾斜磁場コイルを真空封入するピアニシモ機構などが取り入れられ，体感的な騒音を約1/10程度にまで低減するなどの改善が行われている[3]。

参考文献

1) 内山明彦：医用電子工学，pp.98〜102，昭晃堂（1997）
2) 井上　敬，小川　彰：3テスラMRIの臨床応用，月刊新医療，30，6，pp.71〜72（2003）
3) 特集：MRI最新技術展望，月刊新医療，29，6，pp.64〜71（2002）

医療機器 13

オープンMRI

〔柳澤政生〕

ポイント

　MRI（磁気共鳴画像検査法）は1970年代に考案され診断用装置として普及し，現在は解剖学的特長のみならず，病変の性状，血流，組織の温度計測など，多様な情報をもたらす計測法として応用が広がった。これらの特徴を診断のみならず，有効に幅広く活用したいという要求が生じ，被験者がさまざまな姿勢をとることのできる開口部を広げた形式のMRIが誕生した。これがオープンMRIである。

　オープンMRIは，従来のトンネル型の装置に比べ広い空間があり，子供や高齢者など付き添いが必要な被験者や，閉所恐怖症の被験者も安心して検査を受けることができる。また，患者へのアプローチが容易で，MRI下での低侵襲治療を行えるという利点もある。MRIガイド下の低侵襲治療としては，脳腫瘍のバイオプシー，骨盤内のドレナージなど穿刺・生検，レーザーやマイクロ波による温熱治療の温熱モニタリング，凍結治療など[1]さまざまな治療法がある。

解　説

□ハンバーガ型
□ダブルドーナッツ型

　オープンMRI装置には大別して，横方向に空間が広がる垂直磁場型，上下方向に空間が広がる水平磁場型があり，その形状からそれぞれ，ハンバーガ型（**図1**），ダブルドーナッツ型（**図2**）と呼ばれる。開口部は40〜50cm程度であり，この間隔から患者へアプローチすることになる。ダブルドーナッツ型は非常に高価であまり普及していないが，自然な姿勢で患者にアプローチできるため，より複雑な手術に適している。ハンバーガ型は，長時間におよぶ手

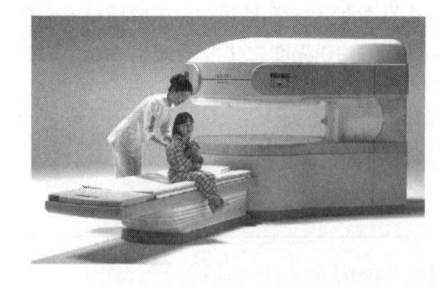

図1 ハンバーガ型MRI装置
（出典：㈱日立メディコ）

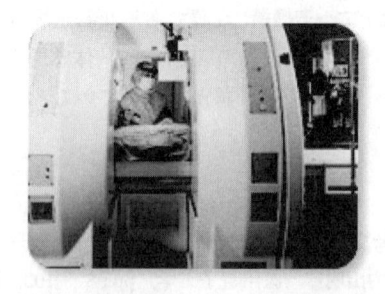

図2 ダブルドーナッツ型MRI装置
（出典：GE横河メディカルシステム㈱）

術には向かず，病変部のサンプリングを行う生検針の刺入などの簡易な手術を行っておいて，撮像のときだけ MR 室に移動するなどの使い方が主である。

MRI 画像をガイドにした治療が行われるようになり，interventional MRI (iMRI) として注目されている。これは，「MR 室内でのプランニング，ガイディング，モニタリングにより，治療範囲を正確にモニタすることで治療を正確，安全に行うこと」[2]である。

一方，MR 室内で手術を行う場合に，避けて通れない問題として MR compatibility（MR 対応）がある。MR 対応とは，使用する機器が，MRI の撮像に影響しないこと，MRI の撮像からの影響を受けないことである。MRI 装置は，大型で非常に強力な静磁界と，高速変動する傾斜磁場を発する電磁石，磁気共鳴現象を起こすための大電力の高周波発生回路，微弱な共鳴信号を検出する受信回路，さらに信号処理計算機から構成される。MRI 装置は原理的に磁場の攪乱に敏感であり，共鳴信号が微弱であるがゆえ電気的ノイズに弱いという特質がある。そのため，MR 室内で使用する機器すべてが，1) MR 室内にて，その機器が安全上問題を呈さないこと，2) 機器の存在，動作が MRI の画質に悪影響を与えないこと，3) MRI の磁場，撮像動作が機器の所定の機能に影響しないこと，を満たす必要がある[3]。これらの点に配慮した機器として，小さなものでは縫合針，大きなものでは麻酔装置，手術用顕微鏡に至るまで，開発されており，脳腫瘍摘出のような高度な手術も可能となっている[4]。さらに MR 対応のロボットとして，穿刺針支援用マニピュレータなど，手術支援ロボットの開発も進められている[5]。

関連項目
☐ iMRI

☐ MR 対応

参考文献
1) グラビア：超伝導オープン MRI を救急，術中診断などに活用，月刊新医療，30，6，pp.12〜16（2003）
2) 原田潤太 ほか：特集：MRI ガイド下の低侵襲性手術，月刊新医療，29，6，pp.96〜99（2002）
3) 鎮西清行：オープン MRI とロボット，日本ロボット学会誌，18，1，pp.37〜40（2000）
4) 伊関 洋 ほか：総特集：インテリジェント手術室での MRI 手術実績，月刊新医療，30，6，pp.83〜86（2003）
5) 正宗 賢 ほか：MRI 画像下治療用穿刺針マニピュレータの開発，医用電子と生体工学，39，特別号，p.626（2001）

医療機器 14

PET

〔柳澤政生〕

ポイント

PET（ポジトロンCT）は positron emission tomography の略であり，陽電子放射断層撮像法と呼ばれる。PETは，X線の存在位置を測定する核医学検査法の一つであり，その他の核医学検査法としてSPECT（シングルフォトンCT）と呼ばれる検査法もある。

X線CTでは人体の外部からX線を照射し，人体を透過したX線の量を測定して断層画像を得るのに対し，核医学検査法では，放射性同位元素（ラジオアイソトープ，RI）で標識された薬剤を人体に注入し，人体内部の特定の臓器に分布した放射性元素の位置を，体外へ放出されるγ線を測定することにより断層画像を得る。X線CTなど従来の画像診断法は，臓器の形態を撮影するものが主であったが，PETは放射性薬剤の体内動態を追跡することによって，血流，代謝，神経受容体など，臓器の働きを測定することが可能であり，がんを早期に発見できるなどの特徴がある。PET検査は放射性同位元素を標識としてつけた薬剤を静脈注射，もしくは呼吸により体内へ注入するため，X線CT検査と同様，わずかではあるが人体への被爆を伴うという欠点を持つ。

解 説

□陽電子

□γ線

PETでは，^{11}C，^{13}N，^{15}O，^{18}F，などの比較的半減期の短い（2～110分程度）放射性同位元素を体内に注入する。体内に入った同位元素は特定の機能（代謝）が活性化している箇所に集まり，陽電子崩壊を起こし，陽電子（ポジトロン）を原子核から放出する。放出された陽電子は近くの電子と結合して消滅し，代わりに透過力の強いγ線を2本，その場所から180度方向に放出する。この一対のγ線を，対向したγ線検出器で同時計測する。対向したγ線検出器から同時にパルス波形が得られたとすると，両検出器を結ぶ線上でγ線が発生したことがわかる。したがって，X線CTと同様に人体の周囲からパルス波を検出し，集積度を再構成することで断層画像（**図1**）を得ることができる[1]。

関連項目

PET検査では，放射性同位元素を人工的に製造するサイクロトロンをはじめとしてさまざまな装置が必要となるため，おもに大学などでの研究用として利用されていたが，装置の改良に加え，2002

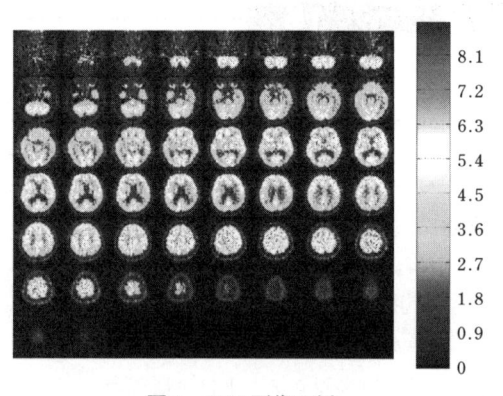

図1 PET画像の例
（出典：東京都老人総合研究所）

□ FDG-PET

年にはFDG-PETによる検査が保険診療として認可されたこともあり，多くのPET施設が誕生してきている。ブドウ糖を$_{18}$Fで標識したFDG（フルオロデオキシグルコース）を投与してPET検査をすると，ブドウ糖の局所的な代謝画像を得ることができる。特に，がん細胞は正常細胞より盛んに分裂を起こし，ブドウ糖代謝が盛んであるため，FDGはがんの病巣に多く集積する。そのため，がんの部位がわかるだけではなく，病巣の大きさや進行度などがわかり，治療法の決定や，治療効果の判定にきわめて有用である。

また，神経伝達物質の受容体やトランスポーターイメージングに向けたPET用の放射性薬剤が多数開発されており，アルツハイマー病，パーキンソン病等，研究面での成果が報告されている。統合失調症やうつ病の病状解明などでもこのような受容体イメージングが応用されており，他の検査では得ることのできない脳機能の解明にPETが期待されている。さらに近年，心臓領域や脳疾患において，遺伝子治療の非侵襲的な効果判定として，レポーター遺伝子をPETで描出する試みなども行われている[2]。PETは今後もさらに最先端の研究や臨床に応用されていくものと考えられている。

参考文献

1) 内山明彦：医用電子工学，pp.102〜103，昭晃堂（1997）
2) 特集：加速するPET導入と核医学，月刊新医療，30，3，pp.93〜95（2003）

医療機器 15
ステント
〔梅津光生〕

ポイント

□虚血性心疾患

2002年度の厚生労働省の調査によると，全死亡の死亡原因の割合は1位のがんが39.6％，2位の心疾患が19.5％となっている[1]。この心疾患の一つに虚血性心疾患がある。虚血性心疾患は心筋細胞に血液を供給する為の冠動脈に何らかの原因で狭窄が発生し，心筋へ血液が行き渡らなくなる病気である。虚血性心疾患を治療する為の医療器具の一つが冠動脈ステントである。

解　説

冠動脈ステントは金属製のメッシュが筒状に構成された医療器具で，名称は1900年に歯科医のStent博士が歯に鉄鋼を被せたことに由来する[2]。図1にステントの外観を示した。

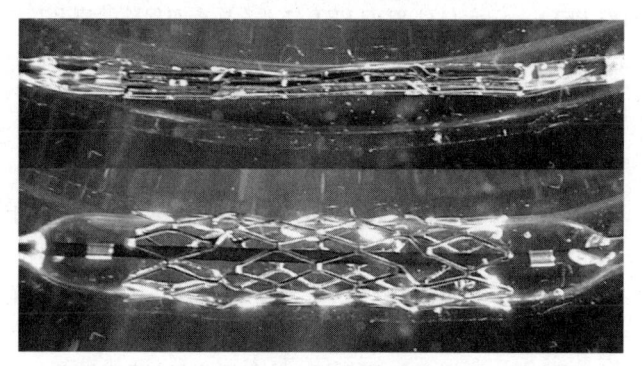

図1　ステントの外観
（ステントはJohnson & Johnson社製のPalmatz Schatz Spiral）

□バルーンカテーテル

冠動脈ステントの留置方法は以下の手順で行われる。①先端にバルーンのついたカテーテルを病変部へ挿入する→②バルーンを拡張させ冠動脈を拡張させる→③バルーンを収縮させ，バルーンカテーテルを抜く→④先端にステントを取り付けたバルーンカテーテルを病変部へ挿入する→⑤バルーンを拡張させることにより，ステントを拡張させる→⑥バルーンを収縮させ，バルーンカテーテルだけを抜く。なお，バルーン拡張型以外に，シースを用いる自己拡張型のステントも存在する。図2に術前と術後の冠動脈の血管造影図を示した[3]。矢印の部分が病変部でステントを留置したことにより，血流が回復したことがわかる。

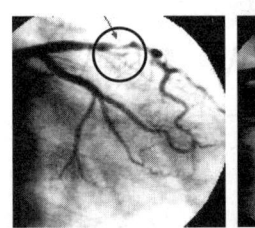

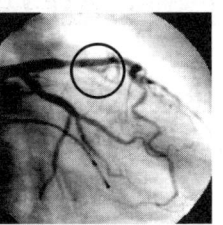

図2　ステント留置前後の血管造影図
（左画像が術前，右画像が術後）

□ DES

　冠動脈ステント治療は年間約8万4千件行われており[3]，虚血性心疾患の有効な治療器具として認識されている。しかし術後6か月以内に再狭窄が約40％の確率で発生するという問題点を抱えている。従来はこの問題に対応する為にステント留置後，プロスタンディなどの薬物投与を行っていた。しかし，新生内膜増殖を抑制する為に必要十分な薬物濃度が，全身への影響の為人体には投与できないことから，臨床では無効とされている。そこで近年薬物溶出性ステント（drug eluting stent：DES）と呼ばれるステントが開発され，話題となっている。DESとはステント表面にシロリムスやパクリタキセルなどの薬物を塗布することで，全身への副作用なく局所に薬物を到達させることに成功した。2000年に開始された試験ではJohnson & Johnson社製のCYPHERステント（DES）とBX-VELOCITYステント（非DES）を使用し，術後に再狭窄が発生する確率を調査した。その結果，CYPHERステント群0％，BX-VELOCITYステント群26％と有意にCYPHERステント群で低かった[5]。このことからもDESに対する期待は高い。なお，ステントの適応拡大により，末梢血管，脳血管，胆管用のものも治療に使われるようになっている。

参考文献

1) 厚生労働省大臣官房統計情報部人口動態・保健統計課：人口動態統計
2) 延吉正清，横井宏佳：冠動脈ステント，カレントテラピー，21，9，pp.13，16～17，ライフメディコム（2003）
3) 白井伸幸：再狭窄の病理，冠動脈の臨床 下巻，pp.984～986，日本臨牀社（2003）

医療機器 16

人工血管

〔白石泰之〕

ポイント

生体の臓器へ血液を運搬する流路である血管が疾患などによって傷害を受けたとき，外科的な血管治療方法の一つとして，人工血管を用いた血行路のバイパスまたは置換が行われる。また，透析治療用動静脈シャントにも人工血管が広く用いられている。現在，日本国内では年間4万本以上の人工血管が使用されており，その6割が胸腹部の大血管治療に，また2割が透析のために用いられている[1]。

解説

血管外科の歴史は，1870年代にロシアのEckによって二つの血管を吻合する方法が示されてから始まった。人工血管は，その歴史の中に変遷をたどることができる。血管手術の基本手技は，20世紀初頭にCarrelによって確立され，同時期にさまざまな材料の人工血管によって血管を繋ぐ試みが始まった。1952年にVoorheesらが当時下着に使われていたVinyon-Nの布地で管を作製し，移植に成功すると，その開存性のよさから高分子素材の人工血管が研究開発され，臨床応用されるようになった[2,3]。

□**動脈瘤**
血管壁にできる血管内腔の限局性に拡張した部位（こぶ）

□**ポリエステル**
医用高分子材料としてよく用いられる樹脂の一つ

□**ePTFE**
ポリテトラフルオロエチレン。延伸加工されたゴアテックスは漏水，漏血性が非常に小さい。

胸腹部では，大動脈瘤や解離，閉塞といった血管疾患によって，血管の破裂や下流臓器への血流低下が引き起こされるが，それらの疾患部位は現在ほとんどがポリエステル製人工血管で置換，修復される。図1の写真は上行弓部および腹部大動脈置換用の人工血管を示したものであるが，それぞれ分枝する血管に対応する分岐を持つ。ポリエステル製血管は多孔性であるため，宿主細胞が素材の間隙に浸潤し，細胞の持つ接着性を利用することによる血液接触面の内膜形成の促進と組織治癒に効果がある。一方，透析用動静脈シャントに用いられる高分子製人工血管（図2）はePTFE（expanded polytetrafluoroethylene）製のものが一般的であり，内膜形成を抑制して小口径でも植え込み後に長期の開存性と耐久性が優れるという特長がある。しかしながら，いずれの人工血管も血流の拍動性に対してコンプライアンスが小さいため，負荷整合の点から心臓血管系に与える長期の影響が懸念される。

人工血管による治療が必要な血管疾患は，加齢とともに増える傾

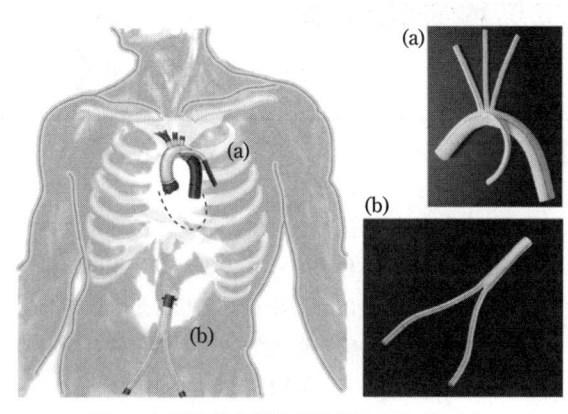

図1 上行弓部大動脈置換用人工血管（a），および腹部大動脈用人工血管（b）
（Boston Scientific 社，Meadox Hemashield）

□**コンプライアンス**
血管内圧に対する血管径変化，または血管内容積変化

□**加齢**
年齢に伴う変化のこと。加齢の進行によって生体臓器機能の低下と形態の変化が生じ，さまざまな疾患が起こりやすくなる。

向にあり，現在，大動脈疾患による死亡患者の9割が65歳以上の高齢者である[4]。超高齢化社会を迎えつつある近年では，人工血管の需要は増加の一途をたどっている[5]。最近では，遺伝子工学や組織工学，ナノテクノロジーを応用した組織適合性の高い高機能人工血管などの有効性が報告され，またステントとのハイブリッド型（stent graft）や血管形態に解剖学的に適合する形状最適化血管についても有用性が示されつつある。これらの新しい人工血管の応用に対する期待も高まっている[6]。

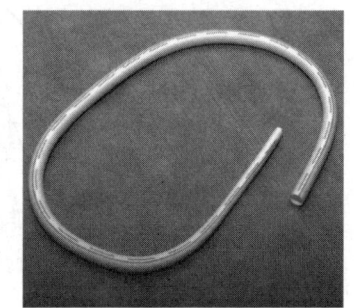

図2 口径4～7 mmの透析用動静脈シャント人工血管（ePTFE製，Boston Scientific 社 Meadox Exxcel）

参考文献

1) 矢野経済研究所：メディカルバイオニクス（人工臓器）市場の中期予測と参入企業の徹底分析（2000～2003年版）人工血管
2) Sawyer P. N.: Modern Vascular Grafts, McGraw-Hill, pp.1～26 (1987)
3) 野一色泰晴：人工血管－開発の歴史，現状と将来展望－，川田志明編：日本人工臓器学会セミナー 人工臓器，pp. 41～46，日本人工臓器学会 (1998)
4) 厚生労働大臣官房統計情報部：人口動態統計
5) 総務省統計局：人口推計
6) Zilla P, Greisler HP: Tissue Engineering of Vascular Prosthetic Grafts, R. G. Landes (1999)

医療機器 17

人工心臓

〔梅津光生〕

ポイント

□補助人工心臓

　人工心臓には大きく分けて全置換型人工心臓と補助人工心臓がある。全置換型人工心臓は自己の心臓を完全に切除しそこに人工の心臓を埋め込むものである。このタイプの人工心臓は受け皿となる治療が心臓移植のみであるため使用例数は伸びていない。一方，補助人工心臓は心機能が低下した患者に対し，自己の心臓は残したまま人工の心臓を機能的に並列に接続し全身の循環を補助しようというものである。図1に図示されている人工心臓は欧米を中心に使用されている体内埋込み型補助人工心臓（HeartMate® LVAS）であり，2002年の時点で，世界で3 145例（空気圧駆動型：1 294例，電気駆動型1 851例）に使用されている。

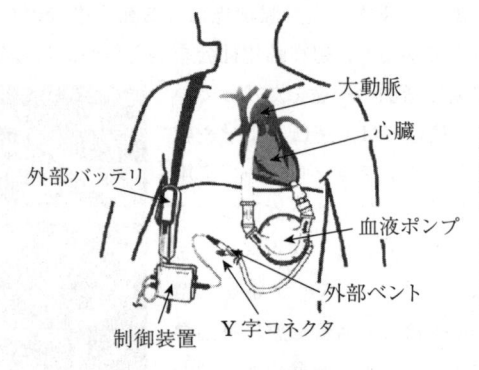

人工心臓ポンプ部は体内に埋め込み，駆動ラインのみ皮膚を貫通している。コントローラ，バッテリに接続され，患者は自由に歩くことができる。

図1 電気駆動型補助人工心臓装着図

解　説

　移植治療が盛んに行われている欧米でもドナー不足は深刻であり，米国ではUNOS（United Network of Organs Sharing）の統計によると，1991〜2000年まで年次の移植件数は平均2 265件でありほぼ頭打ちの状態となっている[1]。図2には待機患者数，死亡者数，移植件数の年次推移を示した。一方，移植待機患者数は増加の一途をたどっていることから，この較差を補うために人工心臓の適用が近年増加している。Jaskiらは1990年〜1997年の間に移植された患者5 880人のうち508人は人工心臓からのブリッジであり，その割合も1990年では2.0％であったものが1997年

では16％に単調に増加していると報告している[2]。わが国では待機中の患者52名のうち人工心臓装着患者は18名にも上り，ドナー不足からの心臓移植件数の著しい停滞で人工心臓の必要性がうかがえる[3]。

一方，回復の見込みがない重篤な心不全であっても移植が適応で

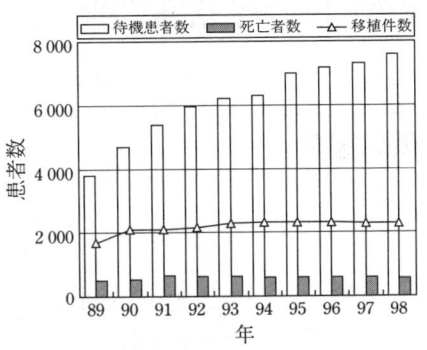

移植件数は2 300件ほどでほぼ頭打ちの状態となっている。

図2 UNOS年次統計[1]

はない患者がいることも事実である。このような患者に対しても救命を図るために人工心臓は適用されている。この使い方の場合，実質人工心臓は永久的に患者に装着されたままとなる。こうした人工心臓の恒久的使用に関して米国では，REMATCH（randomized evaluation of mechanical assistance for the treatment of congestive heart failure）studyと称して1996年から臨床試験が開始されており，2001年7月までの報告では生存率は人工心臓をつけない患者（一年生存率25％）よりも装着した患者（52％）のほうが高いというデータが出ている[4]。

□ブリッジ

□ Destination Therapy

人工心臓は心臓移植へのブリッジとしてだけではなく，移植ができない患者に対してもその有用性は認められてきている。長期使用の実績とともにDestination Therapyという移植を期待しない使用法が今後広まっていくものと思われる。

参考文献

1) UNOS年次統計：http://www.unos.org
2) Jaski BE, Kim JC, Naftel DC, Jarcho J, Costanzo MR, Eisen HI, Kirklin JK, Bourge RC Cardiac Transplant Outcome of Patients Supported on Left Ventricular Assist Device vs Intravenous Inotropic Therapy J Heart Lung Transplant 2001; 20: pp.449〜456
3) 日本移植学会ホームページ：http://www.bcasj.or.jp/jst
4) Rose EA, Gellins AC, Moskowitz AJ, Heitjan DF, Stevenson LW, Dembitsky W, Long JW, Ascheim DD, Tierney AR, Levitan RG, Watson JT, Meier P Long-term Use of a Left Ventricular Assist Device for End-Stage Heart Failure N Engl J Med 2001; 345: pp.1435〜1443

医療機器 18 透析器

〔酒井清孝〕

ポイント　オランダのコルフが，腎不全患者の治療に回転ドラム式人工腎臓（透析器）を用いて，1945年に初めてヒトの命を助けることに成功している。その後この治療法は世界に広まり，現在では，世界で約130万人，日本で約26万人の腎不全患者の治療に使われている。この透析器の約半分は日本で作られており，その多くが世界に輸出されている。

解説　グレアムによって発見された透析という物理化学的原理を用いて，腎不全患者の血液中に蓄積した尿毒症病因物質，過剰のイオンと水を，1回4時間，週3回の治療で除去することによって，重篤な腎不全患者を治療するのが人工腎臓（透析器）であり，人工透析といわれている。

□**人工腎臓装置**　体外循環回路，透析器，透析液供給装置，ポンプ，監視装置などから構成されている人工腎臓装置では，透析患者の動脈（シャント）からヘパリン加血液を体外に設置された透析器に導き，弱いろ過能を有する透析膜によって病因物質と水が除去されたのち，浄化された血液は患者の静脈に戻る。

□**透析器**　透析器にはコイル型，積層型，中空糸型があるが，現在のところ，ほとんどの透析器は中空糸型（**図1**）である。中空糸型透析器は，ポリカーボネートのジャケット内に，内径約200 μm，膜厚20〜50 μmの中空糸が約10 000本充填されている。透析患者の血液は，

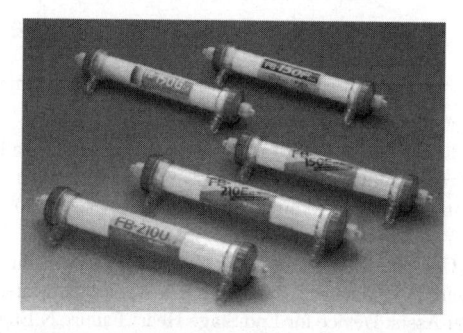

図1　中空糸型透析器（出典：ニプロ㈱）

200 ml/min の流量でシャント部から垂直に設置された透析器内の中空糸の中に上方より流入し，透析液は，500 ml/min の流量で血液と反対方向（向流）に中空糸の外を流れる。血液と透析液は，1分以内に透析器から流出する。浄化された血液は患者のシャント部に戻る。

□透析膜

透析器に充填されている中空糸透析膜の素材の多くは，セルロース系の再生セルロースと酢酸セルロース，合成高分子系のポリスルホンとポリメチルメタクリレートである。膜面積は $0.8 \sim 2.1$ m^2 である。透析膜は，高溶質透過性，高透水性，高機械的強度，高生体適合性，低コストなどが要求されている。これらの中で大きな課題は，透析患者の QOL を改善するための透析膜の生体適合性である。残血，補体活性，血小板粘着，フィブリノーゲン吸着など，臨床的に重要な問題点は早急に改善されなければならない。このためには透析膜の界面科学的な至適設計，透析器の血液・透析液流動力学的な至適設計など，多面的な検討が必要である。

関連項目

□血液浄化

現在は人工腎臓の適応範囲が広がっており，血液中に蓄積した病因物質を除去することによって疾病患者を治療するという，血液浄化（薬物中毒，黄疸のビリルビン除去，LDL コレステロール除去など）の概念が定着しており，血液透析ろ過，血液ろ過，連続的血液ろ過，血液吸着，血漿交換などが用いられている。

□腹膜透析

腹膜（生体膜）を用いた生理的透析である CAPD（連続携行式腹膜灌流，連続的腹膜透析）も，慢性腎不全治療に用いられている。1回 4〜8 時間の貯液（1〜2 l）を 1 日 3〜4 回行い，これを間断なく連続的に施行する。この方法は携帯式，装着型治療法であり，患者の社会復帰率は高い。血液透析と比べて，長時間，低除去速度の CAPD では，低分子量物質の除去には劣るが，中・高分子量物質の除去に優れる。ブラッドアクセスの問題などから，透析困難症の患者に適している。

医療機器 19

マイクロ波治療器

〔内山明彦〕

ポイント
□**マイクロターゼ**
周波数 2,450 MHz のマイクロ波を用いる治療器の一つで、商品名

解　説
□**誘電加熱**
高周波により水の分子が運動して発熱する現象を利用する加熱方法

　マイクロ波治療器はマイクロターゼとも呼ばれており、マイクロ波を用いて止血および組織の凝固などを行う装置で、1970 年代に開発が始められた。

　電子レンジに用いているマグネトロンを使用しており 2 450 MHz を有極（＋－）性物質に超高速で変化する電場を与えると、これらの分子は電場の変化に追従して反転できず振動する。その結果、熱を発生し、この現象を誘電加熱と呼んでいる。

　マイクロ波メスは誘電加熱を利用しており、組織自身から発熱する。すなわち、組織温度が 60℃ で凝固変性する。血液は大量にたんぱく質を含んでおり、熱で変性して凝固する。電極には針状電極および球状電極が用いられている。これらの電極はマイクロ波用の同軸ケーブルに接続されており、前者は組織に刺入して用いられる。この場合の凝固範囲は同軸の中心導体の周囲に直径 3 〜 3.5 mm、深さはほぼ中心電極の刺入の長さとなる。この凝固部の大きさはマイクロ波の出力（10 〜 110 W）あるいは凝固時間（0 〜 99 s）によらずほぼ一定となる。これは凝固が進むにつれて組織内の水分が減少し、誘電加熱が低下することにより凝固の進行が停止することによる。したがって、このメスはレーザメス等の外部加熱方式のように凝固の進行のための穿孔の心配が少なく、安全性が高いといえる。**図 1** に装置の外観を示す。

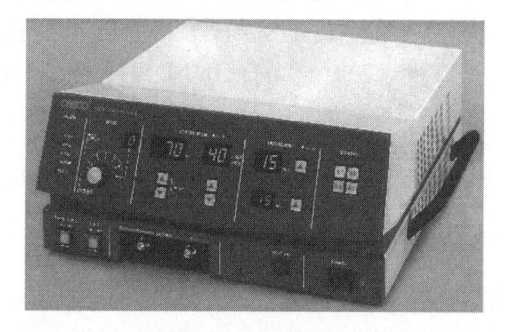

図 1　マイクロターゼの外観（出典：アルフレッサ㈱）

また，テフロンで被覆した直径 2.45 mm のケーブルを用いた電極を内視鏡の柑子孔から胃内に挿入することにより，胃がんの凝固壊死等が容易に行える。

なお，凝固完了後に電極に組織が付着して電極を外せないことがある。このような場合には装置内に内臓している解離回路から直流電流（10, 15, 20 mA）を電極の周囲に流すように工夫されている。ただし，心臓またはその近くに挿入された電極に解離用電流を流す場合には，電流の心臓への影響を十分考慮する必要がある。また，心臓ペースメーカを使用している患者にマイクロ波メスを適用する場合は，ペースメーカが誤動作を生じないように注意する必要がある。

最近は内視鏡手術が増えており，肝臓がんの他に大腸がん，子宮筋腫など凝固療法にも用いられている。さらに，MRI に影響を与えないマイクロ波電極が開発され，オープン MRI と併用して組織の凝固が可能となった。その結果，MRI によって電極部周辺の温度上昇がモニタでき，治療域の三次元画像がリアルタイムで可視化されるようになった。

また，超音波断層装置との組合せなどにより，リアルタイムの治療域モニタも実現している。マイクロ波治療器に関しては Microwave Surgery 研究会があり，毎年大会が開催されており，2006 年にはすでに 25 回を数えている。局部治療に適しており低侵襲であることから年々適応臓器も増加している。将来はマイクロ波の組織切開器も実用になるものと期待されている。

マイクロ波以外の電磁波による治療器としては，超短波および短波などの高周波によるものがある。これらはハイパーサーミアと呼ばれ，生体の患部に高周波を与えて加温する。なお，周波数が高くなると体内への透過量が減り効果が減少する。したがって，10 MHz 程度の高周波が多く利用されている。

なお，出力が 100 W 以上のものはシールドルーム内で用いられる。一時がんの治療に用いられていたが，照射部位の温度計測が無侵襲に行えないので近年はあまり使用されなくなった。

関連項目

参考文献
1) 新医療機器事典，㈱産業調査会（1997）
2) 第 25 回 Microwave Surgery 研究会予稿集

医療機器 20

心臓ペースメーカ

〔内山明彦〕

ポイント

□**除脈，頻脈**
不整脈の状態で，前者は極端に脈が少なく，後者は脈が極端に多い。

心筋を制御する神経系に障害を生じ，除脈と呼ばれる極端な心拍数の減少，あるいは頻脈と称する安静時心拍数が増加している症状に対して用いられる。制御部，刺激用電気パルス発生部および電極付のリードからなっている。体外型と植込み型とがあり，後者は通常電池式ですべてを胸部の皮下に植込んで使用する。これにより，患者は正常な心拍数となり通常の日常生活ができるのでQOLが保たれる。

解　説

人工臓器の中で最も成功した機器の一つである。歴史は1930年代にもさかのぼりかなり古いが，1960年代前半にトランジスタ式の最初のものが商品化された。このころの第1世代は固定レート型であり，刺激パルスのレートは一定であり，電池は6個の水銀電池であった。なお，寿命は2～3年であった。

□**デマンド型**
自発の心拍が生じない場合に電気刺激出力を生じる方式

その後，第2世代のデマンド型が開発され，自発の心拍がある場合には刺激パルスを出さない。この方式は電池の消耗を減らすことにもきわめて有効である。しかし，問題点は心電図のQRS波を検出してパルスを抑制するので，心電図と同様の電磁雑音が検出されるとパルスが発生しない。したがって，QRS波に類似の電磁雑音をいかに排除するかが重要となる。また，刺激電極を利用して心電図を検出するので他の電磁雑音も混入して電子回路に悪影響を与える恐れがある。

電極には心筋電極とカテーテル電極とがある。しかし，現在は開胸の必要がない後者の電極が用いられている。カテーテルは鎖骨下静脈から右心室内に挿入される。なお，この電極にはカテーテルの先端に一つの電極を持つ単極電極（パルス発生器のケースが他の電極）および一対の電極を備えた双極電極とがある。この電極は心電図検出時に平衡型の入力回路を構成できるので電磁雑音の影響を受けにくい。

第3世代は1970年代後半からであり，電子回路にハイブリッドICが，電池には容積当りのエネルギが大きなリチウム電池を用いるようになり寿命が数年に伸びた。さらに，植込んだ後に体外か

ら電磁結合により特性を変えられるプログラマブル方式が開発された。その結果，各患者に適したパルスレート，心電図検出感度および刺激パルスの振幅や幅などが無侵襲に変えられるようになった。その後，1975年ごろにはCMOS形のICが利用されるようになり寿命が8年から10年にも延びた。

第4世代は体動や体温などを計測するセンサを内蔵して出力を制御するレート・プログラマブル方式でDDDRのように書かれる。ここでDはDouble，RはResponseの略で，第1のDは複数の動作可能，第2のDは心房・心室の刺激可能，第3のDは心房・心室から心電図を採れる意味である。これは従来のものに比べてより生理学的なペースメーカといえる。図1，図2に示す。

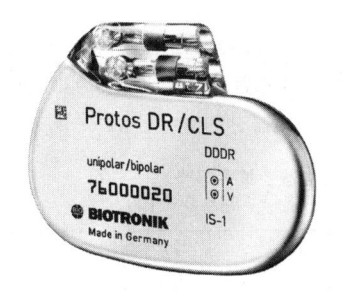

図1 植込み型心臓ペースメーカ
（出典：日本光電工業㈱）

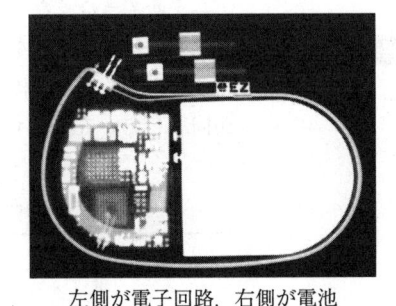

左側が電子回路，右側が電池

図2 ペースメーカ内部のX線写真
（出典：日本光電工業㈱）

さらに，除細動器と組み合わせて心筋梗塞にも対応しうるICD（implantable cardiac defibrillator）も実用になっている。なお，高機能のペースメーカの問題点は電磁波による誤作動である。現在までに問題となった機器は，携帯電話，盗難防止装置などであるが，今後も新しく開発される電磁波利用の機器による影響が心配される。

参考文献

1) 内山明彦：医用電子工学，昭晃堂（1997）

医療機器 21

EMC

〔内山明彦〕

ポイント

□ EMC
電磁波の影響を与える加害機器とその被害を受ける被害機器とが同時に動作しうること

□ EMI
電磁波による障害

解　説

　EMC (electro magnetic compatibility) は電磁波両立性の意味で電磁波を発生する加害機器と電磁波の影響を受ける被害機器とが同時に動作しうることを意味する。関連する用語としてはEMI(electro magnetic interference) があり，電磁波による障害を意味する。電磁波障害は一般の公害と同様に，① 電源線を通じて入るもの，② 空間に放射されたものによる場合とがある。その他，例えば電気メスからの高周波電流が患者に付けた電極を通じてモニタに入り，心電波形が埋もれてしまうことなどが問題となる。その結果，心電図のモニタができなくなる。

　病院内は電気メスをはじめ多くの電磁波発生器があり，同時に電磁波の影響を受ける機器も多い。すなわち，加害機器と被害機器とが同居している。表1はこれらの機器を分類したものである。

表1　加害機器と被害機器
(内山明彦：医用電子工学，昭晃堂 (1997))

加害機器	被害機器
電気メス	患者モニタ
ワイヤレスモニタ	ワイヤレスモニタ*
MRI	心臓ペースメーカ
超音波診断装置	超音波診断装置*

＊ 高周波の電磁波を放射し，受信もする

　加害機器の多くは治療機器であるが，被害機器の多くは診断機器である。なお，超音波診断機器は，高周波で超音波発振子を駆動するので加害機器であり，微弱な反射波を受診して電気信号に変えるので被害機器でもある。また，心電図のテレメータシステムは電磁波の送受信を行うので加害・被害の両機器に属する。心臓ペースメーカや輸液ポンプなどのような治療機器で特に問題となるのは，誤動作である。なお，病院内では電磁波の管理はある程度可能であるが，心配されるのは植込み型心臓ペースメーカのように病院外で使用される治療器である。携帯電話との関係も距離をおくことにより解決できる。しかし，盗難防止用ゲートなどはこの間を通過するので距

離を離すことができない。この場合は通過の際に立ち止まらないことが要求されている。今後も種々の電磁波利用機器が開発されるものと予想されるので，これらに対する対応も必要である。しかし，より電磁波に影響されない医療機器の開発が望まれている。

EMCを高めるためには加害機器の出力をできる限り制限すること，被害機器のイミュニティ（雑音排除能力）を高めることにある。しかし，治療機器によっては出力を下げることにより能力が低下する恐れのために限度がある。他方，被害機器には診断機器が多く，雑音を除去するための高度な手法を導入する必要がある。例えば，パーセプトロンなどのニューロネットワークなどを採用する。この回路は学習機能を持っており，電磁波雑音の特徴を学習しておくことによりこれを排除できる。

□**イミュニティ**
妨害を排除する能力（免疫）

関連項目

EMIの試験方法には30 m法と3 m法（送信アンテナと被害機器との距離）とがあるが，日本では計測スペースが小さい3 m法が一般的である。試験は試験用電磁波以外の電磁波が受信されないようにシールド室内で行われる。なお，体内植込み機器の場合は図1に示すように，人体を模擬する生理食塩水入りの小型水槽内に固定し，外部から妨害用の電磁波を与えて測定する。

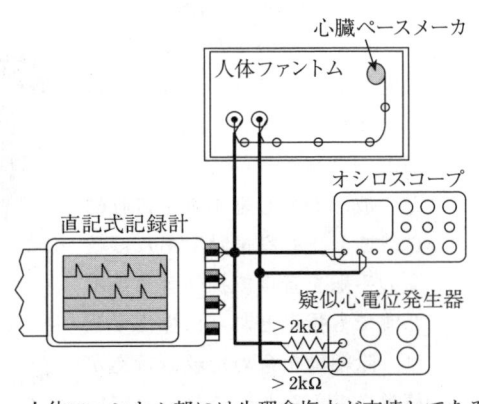

人体ファントム部には生理食塩水が充填してある

図1 心臓ペースメーカのEMI試験
（出典：電波産業会報告書）

参考文献
1) 医療機器のEMC基準並びにその実施方法に関する研究，厚生省研究報告書（1999）

医療機器 22

AED

〔武田　朴〕

ポイント

□心室細動

心室のさまざまな場所から心筋の収縮を起こす信号が発生するため、心臓は通常よりずっと速く、ときには1分間に300回以上という速さで拍動する。心室全体としては収縮するのではなく震動し、血液はほとんど心臓から全身に送り出されなくなる。全身に酸素を運ぶ血液が十分に供給されなくなり、脳や身体の細胞は正常に機能しなくなり、死に至ることもある。

AED（自動体外式除細動器）とは心室細動[1),2)]を判断して除細動（心臓への電気ショック）を行う装置である。突然死の死因のほとんどは心室細動で、いったん心室細動になると心臓はポンプとしての役割が果たせなくなる（図1）。救命できる機会は発症から1分経過するごとに約10％づつ失われ、10分後にはほとんどの人が死に到る。この心室細動を正常な状態に戻す治療法が電気的除細動（除細動）である。

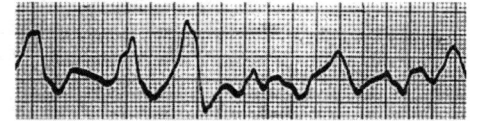

ECG: Ventricular Fibrillation

ECG: Normal Heartbeat

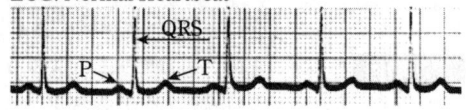

心室細動の心電図には正常な心電図にみられるスパイク上の波形 QRS、その他の周期的な波形 P 波、T 波がみられなくなる。

図1　心室細動の心電図（上）と正常心電図（下）
（出典：万有製薬㈱）

そこで、早期の除細動が誰にでもできるAEDを自宅、学校、職場、たくさんの人が集まる公共の施設などさまざまな場所に置くと突然死を防ぐことができる。AEDは電極から心電図を誘導し、その波形から心室細動を自動的に診断し、心室細動であれば救命の手順を音声で操作者に指示し誰でも指示どおりに操作すれば、除細動を含めた救命行為が簡単にできるように作られている（図2）[3)]。

本来このような行為は医療行為に当たり、医師あるいは資格のある人のみに許されるが、医

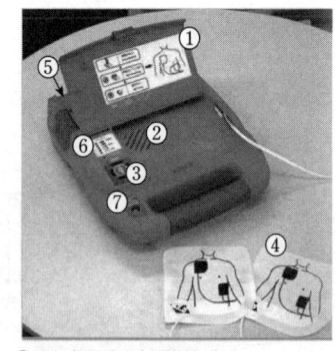

①ふたを開けると電源が入る
②音声で使い方を説明
③操作ボタン　④電極　⑤電池
⑥診断パネル（装置の点検結果を表示）
⑦ステータス（使用可能かどうかの表示）

図2　AEDの例
（出典：日本光電工業㈱）

師あるいは救急車の到着を待っていては救命が困難であることから以下の四つの条件を満たすときは，一般の人が行ってもよいことになっている。1）医師等を探す努力をしても見つからない。2）使用者が，対象者の意識，呼吸がないことを確認していること。3）使用者が，自動体外式除細動器の使用に必要な講習を受けていること。4）使用される自動体外式除細動器が医療用具として薬事法上の承認を得ていること[4]。

解説

突然死とは「突然病気が発症して24時間以内に死んでしまう場合」をいう。突然死の原因の約半数は心臓，残りは脳（くも膜下出血や脳内出血，脳梗塞など）や呼吸器系に原因があるといわれている。心臓が原因の場合は急性心筋梗塞が最も多いが，8割方が原因不明で，心臓が機能しなくなって停止したことによる。心臓は普通停止に至る前に不整脈となり，さら心室細動を起こす。

心臓は洞結節から興奮が始まり，心房が収縮し，房室結節において一定の遅延を生じた後心室が収縮し，血液を拍出している。心室細動とは心室の筋肉が不規則に統制がとれずに収縮弛緩を繰り返している状態である。心臓から血液の拍出がないので，全身への酸素供給が止まった状態でほぼ5分で脳に障害が残り，10分で回復不能になるといわれている。

□ **単相式除細動器**
治療に用いる電流が一方向に流れる除細動器

□ **二相式除細動器**
治療に用いる電流が二つの電極の間を往復して流れる除細動器

電気的除細動とは心臓に通電することにより，いったんすべての心筋細胞を脱分極させ，異常な興奮伝導を抑える。細動や頻拍をなくしその後正常な興奮伝導が再開することを期待して蘇生に導く治療法である。成人の心室細動や無脈性心室頻拍に対して有効なエネルギーの量は単相式除細動器では，200〜360 J であり，二相式除細動器では，120〜360 J である。除細動を行うと，電極の貼付部が熱傷となることがあり，これを避けるためには電極をできる限り皮膚に密着させることが望ましい。

参考文献

1) メルクマニュアル家庭版，万有製薬㈱：http://mmh.banyu.co.jp/mmhe2j/print/sec03/ch027/ch027h.html
2) メルクマニュアル 第17版 日本語版，万有製薬㈱：http://merckmanual.banyu.co.jp/
3) 非医療従事者による自動体外式除細動器使用のあり方検討会報告，厚生労働省：http://www.mhlw.go.jp/shingi/2004/07/s0701-3.html

医療機器 23
手術用ロボット
〔植松美幸〕

ポイント

解 説

□**遠隔手術**
軍事・宇宙関連の研究から始まる。戦地や宇宙ステーションなど医師が容易に赴くことができない場所においても負傷した患者を助けることができることを目指している。

□**Zeus**
内視鏡を把持する1本のロボティックアーム AESOP（automated endoscopic system for optimal positioning）と手術器具を持つ2本のロボティックアームを操作するシステム。術者の音声によりロボットをコントロールする機能を持つ。画像は2次元画像。

□**Computer Motion 社と Intuitive Surgical 社**
両社は特許権を巡り争っていたが、2003年6月に合併。現在、Intuitive Surgical 社として両社の技術を引き継いでいる。

術者が直接患者の体に触れることなく、遠隔地から操作するロボットを介して手術できる時代がやってきた。

手術用ロボットは、1998年ごろよりヨーロッパを中心に臨床応用されはじめた。その草分け的存在がフランス－米国間の太平洋を隔てた初の遠隔手術に成功した Zeus（Computer Motion 社）[1]と、心臓冠動脈のような高い精度を要する手術において高い評判を得ている da Vinci®（Intuitive Surgical 社）[2]である。

以下では da Vinci® を例にあげ説明する。術者側のコンソールと患者側のロボットアームに分けて配置する遠隔操作型である（**図1**）。情報の提供や動作はロボットが行うが、判断そのものは医師に委ねるシステムになっている。このロボットは医師の「手」となる手術器具、「目」となる内視鏡を持つ複数のロボットアームをコンピュータにより制御する「目」と「手」に特化した機能を持つ。

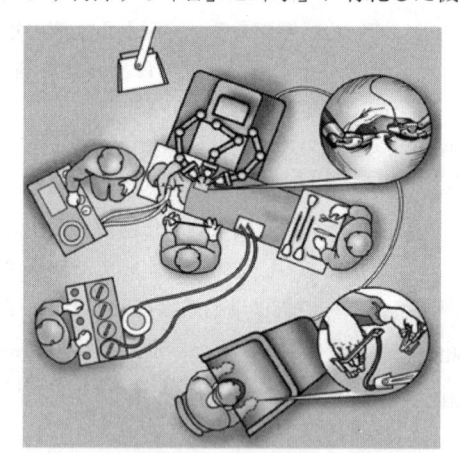

図1 手術における da Vinci® の配置
（出典：Intuitive Surgical Inc.）

つぎに da Vinci® の手術の様子を**図2**に示す。術者は患者のいる手術台から離れたコンソールの前に座り、目の前の画面を覗き込むと、あたかも患者の体内に潜入したかのように体内を見ることができる。手元のマスタマニピュレータを用いて患者の体内に挿入され

□ da Vinci®
術者がコンソール側に座り，アームカートに取り付けられた1本の内視鏡と2本の鉗子を遠隔操作する装置。操作は2本のマスターとフットスイッチで行う。画像は3次元画像であり立体視可能。

□ コンソール
操作卓。コンピュータを制御するための端末のこと。術者はコンソールからコンピュータに指令を送り，ロボットアームを制御する。

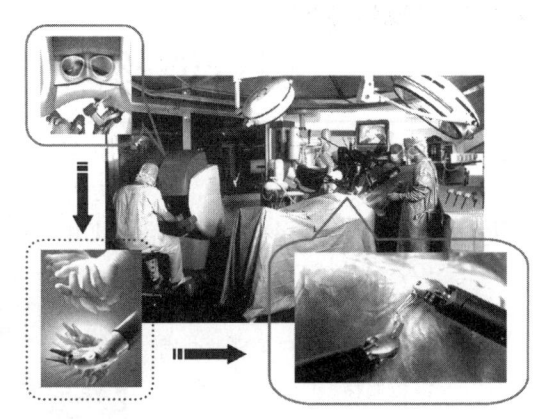

図2　da Vinci® システムを用いた手術
（出典：Intuitive Surgical Inc.）

たロボットアームを遠隔的に操作し，患部の治療を行う。アームの先のスレーブマニピュレータは7自由度の，術者の手の動きを縮小して伝えることができるうえ，手ぶれを押さえることも可能である。そのため，人間の手よりも細かな作業を可能とし，最も細かい血管の縫合も容易に行える。以上のように，手術作業において患者と術者は必ずしも同じ手術室内にいる必要がないので，たとえ患者が術者から遠く離れた土地にいたとしても，手術用ロボットがあれば手術が受けられるという仕組みである。これにより，海を隔てて遠くにいる名医の手術を患者が受けることも可能にする。

　現在，ロボット手術のトレーニングをシミュレーターによって行う構想[3]も具現化されつつある。シミュレーションを用いれば動物実験を行わずともたとえ研修医であってもさまざまな症例を擬似的に経験することができる。今後，開腹手術で得られるような触覚を術者の手にフィードバックする技術や術中に変形する臓器の形状をとらえ内部構造をリアルタイムに表示する技術が適用されれば，より信頼性の高いシステムになると期待される。

参考文献

1) J. Marescaux, M. Gagner, M. Gagner, S. E. Butner: Transatlantic robot-assisted telesurgery, Nature, 413, pp.379 〜 380 (2001)
2) Intuitive Surgical, http://www.intusurg.com/
3) ロボット手術トレーニングセンター（九州大学先端医工学診療部）：http://www.camit.org/hospital/training.html

医療技術 01
超音波診断
〔永岡　隆〕

ポイント
- 超音波
- 超音波エコー法
- 超音波パルスドップラー法

超音波を生体に照射し，その反射信号から生体内の組織の位置，形，硬さなどの性質を計測する方法を超音波エコー法と呼ぶ。放射線のように被曝がなく，繰返し使用できることからさまざまな組織のスクリーニングや診断，治療に広く利用されている（**図1**）。さらに超音波の周波数偏移（ドップラー効果）を用いて心臓，血管内の血流を運動速度に置き換えて測定する方法を超音波パルスドップラー法と呼び，心臓弁膜症や先天性心奇形，血管の狭窄，閉塞病変の診断に使われている。エコーを用いるために骨やガス・空気が存在すると撮像ができないという問題点はあるが，今後はCTといった他のモダリティ（医療機器）と融合し，相互補完による情報量の増加と診断性能の向上が期待されている。

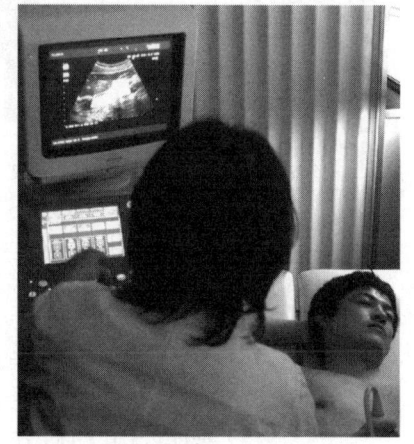

図1　超音波診断（出典：アロカ㈱）

解　説

- Bモード画像

超音波とは一般に耳に聞こえないほど高い周波数（20 kHz以上）を持つ音波のことを呼び，医療ではおもに1〜20 MHz帯の超音波が用いられている。音波や光と同様，通過する物質によって反射・屈折・散乱し，超音波画像はおもに反射信号，散乱信号を用いて作製される。その画像化の手法によりAモード，Bモード，Mモード等の名称がついているが，一般に広く用いられているのはBモード画像である。生体に害がなく，リアルタイムに観察が可能なため，臨床で広く用いられている計測器の一つである。リアルタイム性を生かし，超音波ガイド下穿刺など，超音波画像を応用した治療も行われている[1]。さらに，遠ざかる物体から反射した音は，もともとの音より低く聞こえる現象（ドップラー効果）を応用し，血液内の

赤血球がどの方向にどの程度の速度で動いているかをとらえる，超音波パルスドップラー法も広く臨床で応用されている．現在では循環器領域だけでなく，体表血管，腹部臓器においても診断におおいに役立っている．

　しかし，臨床で最も良く用いられているBモード画像には，スペックルノイズと呼ばれる斑点状のノイズが強く現れる．スペックルノイズは位相や振幅がたがいにランダムに異なる波の干渉により発生する．このようなノイズ成分が増加すると，超音波診断装置のダイナミックレンジが減少し，結果としてコントラストや分解能の低下につながる．通常の超音波画像では，連続して計測された画像を重ね合わせてランダムノイズを消すという操作がなされている．乳腺などのように動きのない臓器ではこの手法により，著しい画質の改善が見られるが，時間分解能が落ちるため，心臓などの臓器には用いることができない．アーチファクトを抑え，コントラストを増す手法として最近用いられているのはコンパウンド法である．コンパウンド法とは，超音波ビームを変化させその加算平均をとる方法で，これにより組織性状に起因しない不規則に発生するスペックルノイズとアーチファクトを減少させることができる．スペックル信号を変化させる方法には，超音波の伝播経路を変える方法と送信周波数を変える方法とがある．

関連項目

　現在の超音波診断装置は超音波の反射（エコー）を用いるため，超音波の反射が大きい骨や，反射のないガス・空気が存在すると，それより先の情報を取得することができない．そこで，X線CTなど，超音波の欠点を補うことができるモダリティと融合し，あらかじめ計測しておいた3次元ボリュームデータに超音波断層像を重畳表示するシステムの開発が進んでいる[2]．患者の姿勢変化による軟組織の変形や，超音波プローブの位置補正などに問題が残っているが，今後の期待は大きい．

参考文献
1) 炭山和毅 ほか：磁気式位置センサを用いた三次元超音波内視鏡システムの開発，日本コンピュータ外科学会誌，3，3，pp.217〜218（2001）
2) 佐々木明 ほか：超音波診断とCT画像情報の融合 Virtual Sonography の開発，電気学会研究会資料，MBE-03-29〜39，pp.31〜35（2003）

医療技術 02

負荷テスト

〔武田 朴〕

ポイント

被験者に定量運動を負荷し，これに対する呼吸循環系の反応を観察することにより，安静時には発見しにくい狭心症や不整脈などを発見するためのテストである。負荷の方法には運動負荷のほか，低酸素負荷，薬物負荷などの試験がある。運動負荷には，Isometric 運動負荷，Isotonic 運動負荷の二つがあり，Isotonic 負荷が多く使用される。Isotonic 運動負荷には2段の階段を一定時間昇り降りしたあとに心電図をとるマスター2段階テストや，ベルトの上を歩くことで運動負荷を行うトレッドミル検査（**図1左**），固定した自転車のペダルを踏んでおもに下肢に負荷を掛けるエルゴメータ検査（図1右）などがある。頻度は少ないが，負荷試験による死亡例などが報告されているので急性期の患者には行わない，試験を行う際には万一の心臓発作に対応できるだけの準備をするなどが必要である。このため，血圧，心電図などをモニタしながら行うべきである。

図2に負荷心電図検査で検出されたST変化の例を示す。

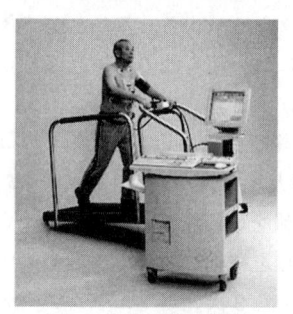

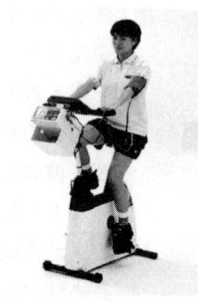

トレッドミル検査装置　　自転車エルゴメータ検査装置

図1 負荷心電図の検査装置（出典：日本光電工業㈱)

解 説

マスター2段階運動負荷法は1段9インチ（23 cm）の2段の階段を一定時間に昇降する。昇降回数は性，年齢，体重によって決められる。設備が簡単，集団検診におけるスクリーニングにも使用可能であるが，負荷中の心電図，血圧測定が著しく困難である。

エルゴメータは外的仕事量が測定できる装置であり，下肢を用いる自転車エルゴメータ，上肢を用いるアームエルゴメータがある。

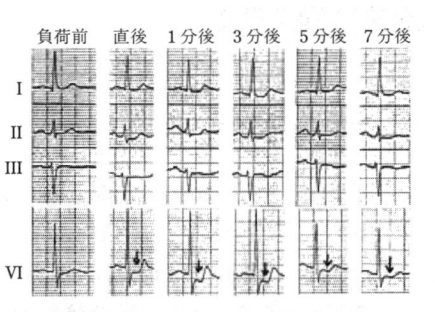

図2 負荷心電図検査を行いST変化を認めた例
（沖の洲病院健診センター：http://www.nmt.ne.jp/~nagioo/）

負荷量の調節が容易であり，負荷中に心電図，血圧，心超音波検査などができ，仰臥位で行えば，心カテーテル検査が可能である。

トレッドミル運動負荷法は速度と傾斜を変えることができる電動式ベルトコンベア様の装置である。速度と傾斜を変えて多数の研究者がプロトコルを決めて試験を行っている。運動の強度が強制的に決められるので被験者の意志と関わりなく一定にできる。しかし装置は高価であり，負荷量は被検者の体重を考慮に入れて計算する必要があり，また強制運動なので転倒などの事故の危険もある。

狭心症は労作時に胸が締めつけられる，重苦しい，痛むといった症状を起こし，労作を中止すると数分以内におさまる症状である。これは，冠動脈狭窄のため，運動に伴って，心臓の活動が盛んになるのに見合う冠動脈血流の増加，したがって心筋への酸素供給の増加が起こらず，その不足を生じた結果発生する。狭心症の診断には，症状を起こしている最中に，心電図をとって，症状に対応する変化を認めることが必要。狭心症の症状は一時的なもので，運動中に起こることに着目し，運動中ないし運動直後の心電図を記録して心筋における酸素不足発生の有無を検査して診断する。

□**狭心症**
冠血流の絶対的あるいは相対的低下により，心筋が一過性に虚血に陥ることにより生じる特有な胸部不快感（狭心痛）を主症状とする臨床症候群

□**冠動脈**
心筋に血液を供給する血管で大動脈起始部に入り口がある。太い血管が3本ある。

参考文献

1) 春見健一 ほか 編著：最新心電学, pp.838～852, 丸善（1993）
2) 水野 康, 福田市蔵 編：運動負荷心電図, pp.155～239, 275, 403～414, 診断と治療社（1979）
3) 日本エム・イー学会 編：臨床MEハンドブック, pp.250～251, コロナ社（1984）
4) 石山陽事：古くて新しい心電図モニタの役割と実際, Clinical Monitoring, 3, 4, pp.220～228（1992）
5) 仙波正人：心電図モニタの種類と原理, Clinical Engineering, 3, 4, pp.229～233（1992）

医療技術 03
MEG

〔柳澤政生〕

ポイント

MEGとは，脳磁図（magnetoencephalogram）あるいは脳磁計測装置（magnetoencephalograph）の略称である。脳磁図検査は，脳の神経活動に伴って発生する微弱磁場を超伝導量子干渉素子（superconducting quantum interference device：SQUID）を用いて測定する検査である。脳波検査（electroencephalogram：EEG）と同じ電気生理学的計測法の一つに位置づけられ，脳内の活動を無侵襲で計測することができる。

□電気生理学的計測法

解　説

人間の頭内から発生する磁界には，頭内にある磁性物質から発生するものと，脳の中を流れる活動電流によるものとがある。前者は定常磁界，後者は変動磁界となり，MEGでは後者の変動磁界を頭皮上で計測する。頭内からは 10^{-12} ～ 10^{-13} テスラ程度と，地磁気に比較すると10億分の1以下という超微弱な磁界が発生し，超伝導量子干渉素子と呼ばれる非常に高感度な磁束計を用いてその磁界を測定する[1]。

□変動磁界

□超伝導量子干渉素子

脳磁界の測定では，頭の表面に垂直な磁界成分の時間的，空間的分布データにより解析が行われる。脳波検査の場合，信号源は神経細胞の活動に伴うイオン電流であり，頭皮上の電位分布から，刻々と変化する脳内の電気活動を推定する。しかし，脳波検査は容積電流（帰還電流）に大きく左右され，頭蓋内導電率の不均一性の影響を受けやすく，また頭の表面で測定される電位は頭蓋骨，脳髄液により歪められている。その一方，磁界を測定するMEGでは，透磁率が真空の透磁率とほぼ同じであるため，得られる信号の歪みが非常に小さく，空間解像度が高い。こうして得られた信号をもとに，電流双極子モデルを使用して信号源を推定する。また，CTやMRI装置と連動させることで，脳の電気活動そのものの位置や方向を画像化することにより（図1），より正確な病変部位と機能変化を把握することができる。

生体から発生する磁界は，地磁気やその他さまざまな電気機器から発生する磁界に比べると非常に弱く，外部からの強い磁気騒音の中で生体からの微弱磁界を測定する方法は難しい。そこで，超伝

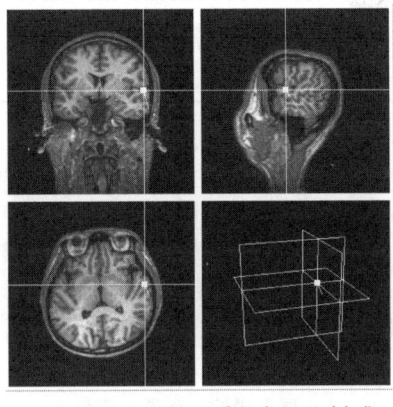

図1 MEGとMRIの重ね合わせ（出典：東京電機大学 先端工学研究所）

和音聴取時の聴覚誘発反応 左上から右へ順に，冠状断面像，矢状断面像，軸位断面像。白い四角形から出ている直線の方向がダイポールの向きである。

導量子干渉素子を含む計測装置（図2）を，外部からの磁気雑音を完全に遮蔽した磁気シールドルーム内に設置して測定する。磁気シールドルームは，高透磁率のパーマロイやアルミニウム材料などを用いて製作される。

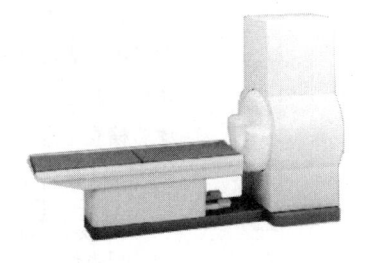

図2 MEG装置（出典：横河電機㈱）

関連項目

MEGの臨床への応用としては，てんかん焦点（異常電流発生源）の推定，手術前後の脳機能の把握による手術の計画やその評価，視覚・聴覚機能の他覚的検査などがある。そして今後，MEGの検査能力として期待されているのは，脳の高次機能の解明である。言語，記憶，情緒，想像力など，人間の脳が持っている高度な優れた機能の謎を解明する手段としてMEGが期待されている。

参考文献

1) 高倉公朋, 大久保昭行 編：2章 MEGの原理と測定法, MEG －脳磁図の基礎と臨床, pp.5～18, 朝倉書店（1994）

医療技術 04

血 液 分 析

〔藤本哲男〕

ポイント

血液分析は今日の医療においてスクリーニングや疾病の精査に広く利用されている。数 ml から 10 ml 程度の採血により身体内で生じている現象に関する多大な情報が得られる。ここでは特殊な検査は除外して、一般的な日常診療に多用される血球系、凝固線溶因子系、生化学、免疫学の検査項目について記す。

解　説

血液は図1に示すように液性成分である血漿と細胞成分である血小板、白血球および赤血球により構成される。血漿の約90％は水であり、たんぱく質、糖質、脂質、電解質、凝固因子、酵素、無機質、ビタミン、ホルモン等が溶解している。また血漿から凝固因子を除去したものを血清という。血液に関する臨床的な検査では血球系の検査は全血を、生化学や免疫学的検査には血清または血漿が用いられる。一般に血液検査といわれるのは血球と止血・凝固に関する検査を意味する[1]。

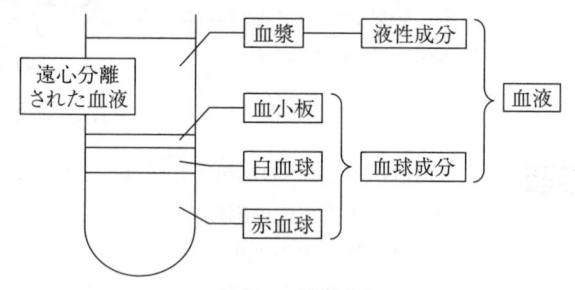

図1　血液の成分

□赤血球

血球系の赤血球に関しては一般的に一定体積中の数（RBC）、血色素量（ヘモグロビン量 Hb）およびヘマトクリット（Ht）の3者を測定して貧血や赤血球増多症等を診断する。これらの疾患の際にはさらに骨髄で産生されたばかりの網赤血球を調べることもある。白血球では一定体積中の総数を算定する。白血球が増加している場合は感染症や組織損傷などの炎症、急性出血、副腎皮質ホルモンやエピネフリン等の影響が考えられる。白血球の減少は薬物、放射線照射、血液疾患といった産生低下に起因する場合が多い。血小板は

止血機構として重要であり，一定体積中の数を算定する[2]。

□凝固系
□線溶系

血管内の血液の流動を円滑に維持するために止血機構があり，これは血管，血小板，凝固系および線溶系より構成される。凝固因子の検査法としてはプロトロンビン時間（PT），活性化部分トロンボプラスチン時間（APTT），トロンビン時間（TT），フィブリノゲン等があり，線溶因子ではプラスミノゲン，組織プラスミノゲンアクチベータ（t-PA），プラスミンインヒビタ（PI），プラスミノゲンアクチベータインヒビタ-1（PAI-1）等がある[2]。

一般診療においてスクリーニングとして選択されるのは，蛋白，酵素，脂質・リポ蛋白，含窒素成分，電解質，血糖，生体色素等である。血清総蛋白（TP）はアルブミン（Alb）とγグロブリンの増減を表す。生体内での化学反応を行うための酵素として日常の診療で検査対象となるのはトランスアミナーゼ（AST, ALT），乳酸脱水素酵素（LDH），アルカリ性ホスファターゼ（ALP），LAP，γ-GT，コリンエステラーゼ（ChE），アミラーゼ，クレアチンキナーゼ（CK）等である。脂質は蛋白と結合したリポ蛋白として存在し，総コレステロール，トリグリセリド，HDLコレステロール，LDLコレステロール，遊離脂肪酸（FFA）等がある。含窒素成分としては尿素窒素，クレアチニン，尿酸，アンモニア，電解質としてはナトリウム（Na），カリウム（K），クロール（Cl），カルシウム（Ca），リン（P），マグネシウム（Mg），生体色素としてはビリルビンが定量される。さらに精査を進める際には下垂体，甲状腺，副甲状腺，副腎といった内分泌系や腫瘍マーカーといった検査項目がある[2]。

□免疫学

感染症，アレルギー，自己抗体に関する免疫学的検査が頻用されている。感染症では細菌やウイルス等に対する抗体を検出する。アレルギーにはヒスタミン遊離試験，好酸球数および好酸球成分，IgE（予防医学 07 参照）の定量や特異抗体等に関する検査がある。自己抗体はおもに自己免疫疾患の診断や治療の効果判定に利用され，疾患との特異性は自己抗体により異なる。その他，細胞性免疫，移植免疫等に関する検査がある[2]。

参考文献
1) 日本検査血液学会 編：スタンダード検査血液学，医歯薬出版（2003）
2) 猪狩　淳，中原一彦 編：標準臨床検査医学，医学書院（1998）

医療技術　05

細　胞　診

〔鈴木明美〕

ポイント

採取した細胞の染色体標本により，細胞学的に診断を行う臨床検査法である。つまり，喀痰，尿，腟分泌物および消化器系，呼吸器系，胸水，腹水，臓器穿刺などによって採取した細胞を染色し，がんを診断したり，性周期，ホルモン作用などを調べたりする検査法をいう。特にがんの早期発見には有力な検査法として確立し，その効果を発揮している。

解　説

□細胞説

□細胞形態学

□細胞診

ヒトを含むすべての生物体は細胞から構成されている。細胞は生物体を構成する基本的単位であり，生命の最小単位でもある。19世紀にこの細胞説が提唱され確立されたとき，早くもドイツの病理学者ウィルヒョウはヒトの疾患の症状は細胞レベルの障害を反映したものであると主張した。その後細胞診は「剥離細胞診」の時代から検体採取法の開拓，進歩，細胞形態学的把握の進歩と社会的ニーズに応じて現代の細胞診断学に発達し，普及され体系化されるようになった。また，細胞診の研究は現代医学の基礎中の基礎をなし，分子レベルで細胞が理解される今日においてもいっそう重要さを増している。

ヒトは兆単位の細胞からなっていて，疾病とはこれら細胞が病むことなのである。細胞診は細胞を見て病を診断することで，細胞の変異を調べることによって病気の真のところがわかってくる。受診項目の例として，放射線診断，エコー検査などの画像診断がある。病変部は正常部に比べて放射線や超音波の吸収率が異なるため，陰影として見える。しかし，画像診断での陰影の原因は炎症か，腫瘍か，腫瘍の場合は悪性か否か，またその進行程度などが実質的に判断できない。また，血液検査，尿検査などの結果は，広い範囲の異常を発見することはできるが，病変の局部判断が難しい。そこで細胞診が活躍することになるが，病変局部から細胞が採取され，質的判断の情報が多く含まれている検体から，どの臓器に病変があるのか，どのような異常なのかを判断することになる。

□検体採取

細胞診は集簇して組織を構成している場合はそれぞれの臓器，円柱，立方型などの組織特有の形態を示す。細胞診は検体採取，塗抹，

□塗抹
□固定
□染色

□病変

□関連項目
□組織診

固定，染色と観察というステップを踏んで正常な細胞の中から細胞の異型，奇形等を見分け，探し出す。しかし，細胞はきわめて小さくてほとんどは顕微鏡でしか見ることができない。今日の顕微鏡の高性能化により，細胞の形態，形状の研究はまさに飛躍的に発展している。また，細胞のほとんどは無色で，特殊な染色（Papanicolaou 染色，Giemsa 染色など）を施して観察することが多い。

細胞診の長所は侵襲が少なく，簡易で迅速に新鮮な検体の採取を繰返し行うことができる。また，広い範囲の異常はもちろん局部病変の早期発見，炎症，腫瘍（良性，悪性）などの質的判断ができる。したがって，その応用範囲は広く，子宮がん，肺がん，咽頭がん，喉頭がん，膀胱がん，腎盂がん，胃がん，卵巣がん，肝細胞がん，胆道がん，膵がん，乳がん，甲状腺がん，リンパ節へのがん転移や悪性リンパ腫など多くの臓器腫瘍の診断に利用されている。

検査材料の細胞は，採取部位によって尿，喀痰，乳腺や腟などの分泌液の沈渣，口腔粘膜，子宮頸部や手術の摘出組織などのスタンプ，臓器穿針による吸引組織になる。

多くの長所を持つ細胞診にも限界がある。例えば，良性病変と悪性病変の細胞が混じり合って出現しうる。検体採取が病変部位において確実に行われたか否かが判断しにくい。病変部位によっては検体採取が困難である。また，細胞の判定精度は人為的な要素が大きく，細胞検査士や細胞診指導医の能力向上が要求される。

組織診は，組織パターンの異型性，腫瘍実質と間質の関係，細胞異型の三つの点から悪性腫瘍などの診断を行う検査法である。組織診と細胞診とは表裏の関係にあると考えられる。例えば，細胞診では良悪の診断不能のがんなどは組織診による浸潤像を発見することによって初めて診断可能であり，また，逆に組織診で診断困難な浸潤像を欠く上皮内がんなどの診断には細胞異型の点で細胞診の支えが必要である。

参考文献

1) 石川春律，高井義美，月田承一郎 編：分子・細胞の生物学 II 現代医学の基礎 2，岩波書店（2000）
2) 黒木登志夫，澁谷正史 編：細胞増殖とがん，現代医学の基礎 10，岩波書店（1999）

医療技術 06
DNA 診 断

〔柳澤政生〕

ポイント
□ DNA

地球上の生物は自分自身の生物学的設計図としてDNA（deoxyribonucleic acid：デオキシリボ核酸）を持っている。生物の種類によりDNA配列が異なるのはもちろんのこと，同一種族であっても体色，体型が異なるのは，DNA配列の差異によるものである。生物はアデニン（A），チミン（T），グアニン（G），シトシン（C）という4種の塩基だけで構成されるDNAを持っているため，DNA配列を判読して識別するDNA診断は，人だけでなく，すべての生物に適用できる[1]。

すべての生物に対して適用可能なDNA診断がある一方，ヒトの倫理問題を切り離して考えることのできない遺伝子診断という考え方がある。倫理的に問題となる可能性があるのはメンデル遺伝病などの遺伝子診断であり，遺伝性疾患に関係していると考えられる生殖細胞系列の変化を，DNA，RNA，遺伝子産物（たんぱく質），あるいは染色体を用いた遺伝学的検査によって明らかにする診断を意味する。さらに，「遺伝子診断というのは遺伝子検査だけでなく，医療行為として行われる検査前後に行われる遺伝カウンセリングを含めた一連の診療行為全体を意味する」[2]。

解 説
□ DNA 診断

DNA診断に使われる技術としては，PCR法やサザン法などがある。PCR法は広く使われている方法で，DNA複製酵素を使い，目標とするDNA断片を試験管内で繰返し増幅する方法である。増幅されたDNA断片はゲル電気泳動法で検出することができる[3],[4]。サザン法は昔ながらの方法で，目標とするDNAと同じか類似したDNAをアイソトープで標識し，探査プローブとして用意しておき，制限酵素で切断された診断対象のDNA断片にプローブを付着させることによって，目標のDNAを検出する方法である。レントゲン用のフィルムを使用することで，アイソトープの位置，つまり目標とするDNA断片の位置を検出することができる[3],[5]。

前述の技術を使用したDNA診断の応用としては，細菌やウィルス感染症診断などの医療，考古学，人類学，動物社会学研究，性別鑑定，食品鑑定などが挙げられる[1]。

一方，生涯変化しない個人の遺伝情報を用いる遺伝子診断には，1) 着床前診断，2) 出生前診断，3) 新生児スクリーニング，4) 保因者診断，5) 遺伝病の確定診断，6) 発症前診断，などがある[2]。

着床前診断は，常染色体劣性遺伝病やX連鎖性遺伝病などの，重篤（とく）かつ現在治療法が見出されていない遺伝性疾患の子が生まれるリスクが高い場合に考慮される方法であり，体外受精によって得られた受精卵が卵割を始めたとき，そのうちの1細胞を採取して当該疾患の遺伝子を調べ，異常がないものを母体の子宮に戻す。

出生前診断は，メンデル遺伝病や染色体異常などの子が生まれるリスクの高い妊婦を対象に，絨毛細胞や羊水中の胎児の細胞を用いた検査を行い，異常が認められた場合には人工中絶が考慮される。

新生児スクリーニングは，治療可能な先天代謝異常症を対象として，発症前の患児を新生児の時点で早期治療するために行われる。

保因者診断は，家系内に重篤な遺伝病の患者がいた場合，当事者が保因者であり，将来同様の遺伝病の子が生まれる可能性があるかどうかを正確に知るために行われる。

遺伝病の確定診断は，臨床所見や臨床検査によって当該疾患の診断がつけられた場合に，遺伝子レベルの正確な診断や，他の血縁者の発症前診断が可能かどうかを明らかにするために行われる。

発症前診断は，神経変性疾患や家族性腫瘍など，浸透率の高い遅発性常染色体優性遺伝病の発端者の遺伝子変異が明らかにされた場合に，血縁者を対象に考慮される方法である。

□倫理問題

各々の診断で抱える倫理問題は微妙に異なるが，いずれにおいても倫理的配慮は不可欠であり，多くの組織・団体から遺伝子診断に関するガイドラインが発表されている。

参考文献

1) 寺岡　宏：第1章 DNA診断技術とその応用，バイオ検査薬と機器・装置，pp.1～9，シーエムシー出版（1996）
2) 福嶋義光：第10章 遺伝子診断と倫理問題，ゲノム医科学がわかる，pp.99～105，羊土社（2001）
3) 中込弥男：第4章 遺伝子やDNAを目で見る，遺伝子と遺伝子診断がわかる本，pp.48～81，羊土社（1998）
4) 林　邦彦：第20章 PCRを利用する臨床検査法について，バイオ検査薬と機器・装置，pp.218～231，シーエムシー出版（1996）
5) 真船善郎，木南　凌：2 サザン法およびDNAの標識法，遺伝子診断と遺伝子治療，pp.10～17，東京化学同人（1994）

医療技術 07
医用画像処理
〔柳澤政生〕

ポイント

医療分野における画像には，X線画像，MR画像，超音波画像，核医学画像，内視鏡画像などさまざまなものが存在し，従来のフィルム画像に比べ，ディジタル画像の占める割合が多くなってきている。ディジタル画像の特徴である画像処理は，画像を使用する人，または計算機に対して，画像の有用性を高めることが可能である。医療分野における画像の有用性向上とは，診断価値の高い画像を作り出すことを意味する。医療分野ではコンピュータ支援診断（computer aided diagnosis：CAD）が利用されるようになってきているが，CADの目的は計算機が医師の役割を担うことではなく，医師が読影しやすいように支援することにある。

□コンピュータ
支援診断

解　説
□濃度変換
□周波数処理

医用画像はさまざまな理由によって計算機処理され，診断に利用される。一般的には，画像を見やすくするため，1）濃度変換（階調処理）と，2）周波数処理（例えば，エッジ強調，平滑化）を施されることが多い[1]。

医用画像データは1画素当り8～12ビット（256～4 096）階調で構成され，CRT上では8ビット（256）階調程度に設定されている。通常，画素値の最小～最大までが全階調（明～暗）に割り当てられるが，見たい部位のコントラストがよく表示されるように，ある画素値の範囲を全階調に割り当てるウインドウイング（windowing）と呼ばれる調整がなされることが多い。また，胸部X線画像などで白黒を反転すると症例がよく見えることがあり，白黒反転の画像処理もよく使われる。これらの処理は階調変換と呼ばれる。

濃度変換としては，濃度分布（ヒストグラム）補正もよく使用される。ヒストグラムは画像中にその濃度値を持った画素数をプロットしたもので，ヒストグラムを平均化すると人間の視覚特性によって，画像が見やすくなるといわれている。画像の各画素の濃度値のヒストグラムを求め，各濃度値に対応する画素数が等しくなるようにヒストグラムを変換することによって，濃度分布補正がなされる。これは，濃度が密な部分（ヒストグラムの山）と疎な部分を平坦化することになり，全体のコントラストを強調することを意味する。

周波数強調は，高周波強調と低周波強調があり，シャープさとコントラストをよくする処理を意味する。高周波成分の強調手法の一つにボケ画像（原画像よりコントラストに欠ける画像）を使用して周波数処理を行うアンシャープマスキング法がある。この方法は，画像から平滑化（画像をぼかす）した画像を減算して高周波成分を抽出し，これを原画像に加算して，高周波成分を強調する方法である。ボケ画像は周辺のいくつかの画素の濃度の平均値を作って，その画素の濃度値にする方法が一般的である。

　画像にはさまざまな理由により不規則な点状の濃度（雑音）が生じ，これを除去または低減させたいことが多い。雑音の空間周波数など，雑音の性質がわかっている場合にはその空間周波数領域でフィルタを設計し，それを減少させるフィルタを施せばよい。しかし，ランダムな雑音の場合には，単純に平滑化（smoothing）を行うのが一般的である。平滑化はランダムな雑音が多い核医学画像によく適用される。

　ところで，医用画像を扱う際に画像のデータ量を無視することはできない。$2\,048 \times 2\,048$ マトリックスの胸部X線写真を16ビットで保存すると8 MBにもなり，実用上いくらでも高精細に画像のディジタル化ができるものではない。そこで画像データの圧縮が不可欠となる。画像データの圧縮には可逆圧縮，非可逆圧縮がある。圧縮率は可逆圧縮で$1/2 \sim 1/4$ 程度である一方，非可逆圧縮では$1/10 \sim 1/30$ 以上と大きい。しかしながら，圧縮率と画質の劣化は相反する関係にある。そこで，ROI（region of interest：関心領域）符号化と呼ばれる処理も利用される。ROI処理では，画像を使用する人が関心を持つ領域に対しより多くの情報量を割り当て，高解像度で符号化する。医療分野においては，ROIが患部に相当し，ROIを可逆圧縮にする一方，他の領域を非可逆圧縮にすることで，データ量を小さくする処理が行われる。

□ ROI

参考文献
1）岡部哲夫 ほか：医用放射線科学講座 14 医用画像工学，p.299, 医歯薬出版（1997）

医療技術 08

PACS

〔内山明彦〕

ポイント

PACS (picture archiving and communication system) は病院内における医用画像用のネットワークで，X線CT，MRIおよびPETなどの画像を画像用サーバに伝送してデータベースとして記憶する。最近は多くの断層像を撮影するので，医用画像をフィルムベースで保存するには大きなスペースが必要であり，また必要な場所へフィルムを運ぶなどの手間がある。さらに，フィルム画像の伝送および処理を行うには，スキャナなどにより電気信号に変換しなくてはならない。なお，電子記録が認められるようになったので，今後は採用する病院が増えるものと予想される。

解説

PACSに関して考慮すべきことは，①電子カルテとの連携，②フィルムでは表現が困難な情報を扱う。例えば，動画，立体画像，きわめて枚数の多い画像，多断面再構成（スライス面を動かして診断），データフュージョン（PET画像とMRI画像，MEGとMRI画像などの重ね合わせ）。③コストの低減化。フィルムの品質とは異なる基準を作り，無用な高コストを避ける。④DICOMに対応していない診断機器の接続にはスキャナを介して行う。図1にこのネットワークの例を示す。

□ DICOM
通信用のためにディジタル出力を備えている機器

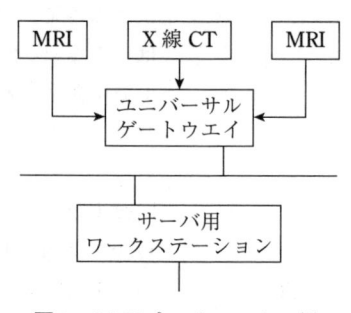

図1 PACSネットワークの例

図において，DICOM (digital imaging and communications in medicine) 機器とはDICOM規格に適合している機器で，画像の通信と保存両目的をカバーしている。これには大形の医用診断用画像機器でディジタル出力を持つものが対応している。PACSに接続するにはディジタル出力のある機器であることが必要である。これ以外の場合にはフィルムスキャナなどによってA-D変換しなくてはならない。

医用画像にはX線画像，MRI画像，PET画像などのような静止画像，あるいは超音波画像のように動画を含む場合とがある。一

□ ROI
　画像の中で医師が注意してみる領域（患部）

般の画像と異なるのは情報量が1枚当り1〜2MBときわめて大きい。したがって，伝送には画像圧縮が必要である。JPEGやMPEGなどの方法があるが，医用画像では患部などのROI（region of interest），すなわち興味領域の部分は可逆圧縮であることが重要である。非可逆ではもとに戻した場合にROI内が異なる像になる。

　その他，電子カルテとも関連が強い。従来はカルテと検査のために撮影した画像とは別になっていたが，ICカード内にROIなどを記録しておくことが可能である。カルテの電子化が認められ，医療のIT化の一つとして実用化が進められている。患者が自分のカルテの一部を持つことは，他の病院において受診する際にも基礎データを提示できるので有効である。

　電子カルテについて重要な問題はカルテの改ざんができない点，患者のプライバシー保護の点である。これらは，ソフトウエアにおいて十分考慮すべきである。その他，カルテの方式の互換性に関する問題もあり，他の病院での使用が可能になるためである。電子カルテの導入は単にフィルムレス，ペーパレスのみならず，①患者と医師との情報の共有が可能，②医師の入力の手間を軽減し能率を向上しうる，③医師と看護師との情報の共有化，④無線LANの利用によりカルテへの記入は場所を選ばない，⑤遠隔医療への応用，⑥待ち時間の短縮など多くの利点がある。

　最近では放射線科の運用に役立つことが広く知られるようになり，大病院から中規模の病院までシステムが導入されている。中規模の病院における3年間のPACS運用実績では，X線CT，X線TV装置，他のX線装置（一般，ポータブルおよび乳腺用），さらにアイソトープ検査装置，血管撮影装置，内視鏡などが接続されており，結果がPACSサーバ室に送信されると同時に読影室にも伝送される。なお，これらの機器はPACSサーバから院内の電子カルテのシステムに接続されている。この例では，毎月の保存画像容量は100GBにもなり，予想以上のデータ量になったと報告されている。今後はPACSの低コスト化が普及の鍵となる。

参考文献

1) 松尾，根本，南谷，内山：改訂 医用電子工学，コロナ社（2005）
2) 月刊新医療，383，Nov.，エム・イー振興協会（2006）

医療技術 09
クリニカルパスの運用
〔齋藤むら子〕

ポイント

クリニカルパス（CP）は，複雑な医療業務を管理するうえで，業務遂行過程においてムリ，ムダ，ムラを少なくし業務を合理的かつ迅速に，また医療記録の透明化を進展させるための技法として広く使用されるようになった。医療現場において診療プロセス，看護プロセス，予薬プロセスや術前術後の回復プロセス，また社会復帰プロセスなどさまざまな医療プロセスにおいて，それらの目標別に医療業務を円滑に遂行するためにCPが作成・実行されている。しかし医療者によるこれらCPの運用の仕方によって，CPの効果を十分果たしきれていない問題が現実には多い。

解　説
□医療記録

医療記録は診療記録，手術記録，画像を含む検査記録，看護記録，薬剤指導管理記録，栄養指導記録，リハビリテーションプロセス記録など，医療者用のものや患者やその家族の人々を支援するためのものなど数多くあげられる。CPはこれらの医療記録の効率化および医療情報の透明化を図るために応用された。CP技法の発展は，ディジタル情報技術の普及に伴って，院内業務の連携パス，院内外の連携，病院の位置する地域のみならず，より広く国内外を連携するパスなど，医療情報のネット化とともに進行中である。しかし，医療者のCP認識や医療者間のコミュニケーションを通じた共通認識がどの程度得られるかが，技法の操作に加えて医療効果に大きく影響を与える。CPの作成と運用に参加する医療者，作成には参加しないがCPの意義を理解し運用する医療者，運用するCPに疑問を持つ医療者などCPについての認識が相違している現実が多くあり，CPの効用を十分発揮させられずに応用されている例が多い。

□クラスタ分析

CP活用においては，CP作成の目標や意義，さらにその運用について十分検討されることが望まれる。そこで医療者のCP認識についてクラスタ分析を行ってみると，パス作成に関わりパスの目標や意義を理解してパスを運用しているクラスタ1，パスの意義を認めているがパス作成や運用に関わっていないクラスタ2，パス作成には参加せず，その意義についても理解が不十分な状態でパスを運用しているクラスタ3に分けられ，三つのタイプが存在すること

が明らかにされた[1]。チームがうまく機能して効率よく有効な成果を達成しているかを評価する指標としてチームの凝集性を用いて医療者のCP認識の相違を比較してみると，**図1**に示したように，パス認識の相違がチームの凝集性（team coherence）に影響を与えていることがわかる。医療行為の成果は医療認識の相違に依存することが明らかにされている[2]。パスの意義や目標を理解して運用するパス認識の高いチームは，チームの凝集力が高く維持され，良い医療行為が期待される。一方でパスの意義や目標の理解が不十分で上司の命令で用いているパス認識の低いチームでは，パス認識の高いチームに比較して有意にチームの凝集性が低く医療行為に問題を残す。CPが単なる既存の手法として扱われる限りは，いかに手法が優れていても予定どおりの成果をもたらさない。CPの運用に関わる医師，看護師などすべての関係者のCP理解，目的別パス作成への参加，パス進行上の責任などを明らかにする。さらに運用上の不具合や改良点などについて関係者間での適切で迅速な意見交換ができ，必要なサポートが得られる組織風土が必要とされる。

□**チームの凝集性**

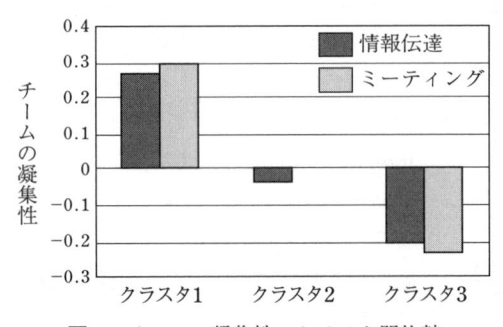

図1 チームの凝集性のクラスタ間比較

参考文献

1) 齋藤大悟：パス認識が看護ティームのパフォマンスに及ぼす影響について，早稲田大学理工学部経営システム工学科卒業論文要旨集，pp.79 ～ 80（2003）
2) Saito, M. Inoue, T. Seki, H.: Organizational Control Mode, Cognitive Activity and Performance Reliability Wickramasinghe, N. Gupta, J, N, D. Sharma, S. R. edited Creating Knowledge Based Health Care Organization, Idea Group Inc., pp.179 ～ 192 (2004)

医療技術 10

統合医療

〔内山明彦〕

ポイント

□ **相補・代替医療**
西洋医療の一部を東洋医療によって補う・あるいは置換える方法を採用する医療

西洋医療の一部を東洋医療で補う相補・代替医療が西洋医療に導入されるようになり，これをさらに進めて西洋医療と東洋医療とをまとめてしまうのが統合医療であり，米国では広まりつつある。すなわち，両医療の良い点を統合して診断および治療を進める（図1）。医療費の削減には有望とされており，今後普及するものと予想される。

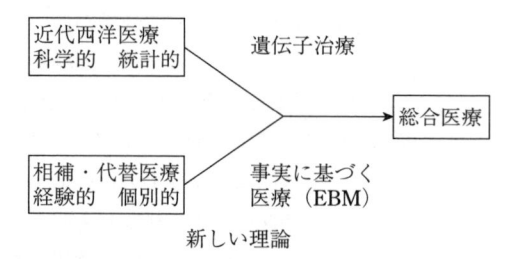

```
近代西洋医療
科学的　統計的　　遺伝子治療
                            ＼
                             → 総合医療
                            ／
相補・代替医療　　事実に基づく
経験的　個別的　　医療（EBM）

                 新しい理論
```

図1　統合医療の成り立ち（（参考文献1）より改変）

解　説

西洋医療では病気のみに着目するのに対して，東洋医療では患者全体すなわち心身を対象にしている。がんの治療などにおいて西洋医療の限界が見えてきた現在，治療の一部を置き換える代替医療，あるいは補完をする相補医療などが広がってきた。統合医療は Integrated Medicine と呼ばれ，西洋医療と東洋医療とを区別せずに診断・治療を行う。米国では NIH などが国家的に予算を計上して普及に力を入れている。しかし，日本においては医療保険制度が混合医療を認めておらず，必要性は認められていても普及を妨げている（図2）。

□ **混合医療**
西洋医療と東洋医療を混ぜて行う医療

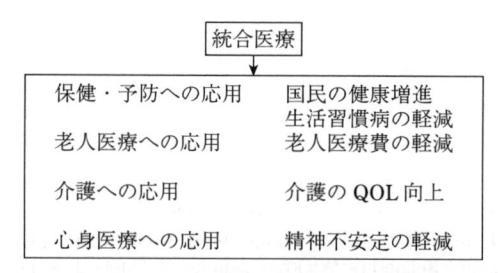

```
              統合医療
                ↓
保健・予防への応用    国民の健康増進
                    生活習慣病の軽減
老人医療への応用      老人医療費の軽減
介護への応用          介護のQOL向上
心身医療への応用      精神不安定の軽減
```

図2　日本の医療への貢献（（参考文献1）より改変）

西洋医療は対処療法であり即効性はあるが，慢性の症状には必ずしも適さない。これに対して東洋医療は患者の自然治癒力を利用して体質改善を行うので，即効性はないが慢性の症状に有効である。したがって，両者を併用して治療を行うことは医療費の削減などに通じる。患者からすればどのような方法であれ，副作用がなく病状が改善もしくは除かれれば良いことは言を待たない。

　統合医療は言葉のみが広まっているが，いまだ十分に理解されてはいない。したがって，定義も明確でないのが現状である。具体的には以下の例から概要を把握できよう。すなわち，がんの治療において抗がん剤や放射線の投与を行いつつ気功や漢方薬を併用する。ただし，このような治療は経験のある医師も数少なく，患者の個人差があるのでどのようなメニューがよいかが明確ではない。今後は十分なデータベースを作ることが必要であり，それまでは，試行錯誤を繰り返すことになろう。

　人は精神と肉体とが相互に影響しており両面を同時に治療対象とするほうが回復速度を早めることが推定できる。すなわち，精神的な回復がきっかけで身体的な回復が加速される。わが国でも先端医療のみならず，一部の医師に統合医療の重要性を認識する兆しが出て来たことはたいへん喜ばしいことである。しかし，やっと学会ができた段階でありまだまだの状態である。今後はこの学会が中心となり統合医療の重要性を政府をはじめ多くの医師に宣伝する必要がある。なお，統合医療については医学教育にも早く導入することが望まれる。また，いくつかの病院において試験的に実施し，方法の確立および長所・短所などの研究も行う必要があろう。

　アメリカにおいては統合医療に対してその有効性から多額の研究費を支出している。日本においても，ようやく国会で重要性について質疑が行われた。そこでは，世界的に医療は治療から予防へと変わりつつあることが述べられている。その結果，統合医療の研究会が発足し，産学官の団体が会合を行った。今後は医療の流れが大きく変わるものと思われる。

参考文献
1) 日本統合医療学会誌，1，1（2004）
2) 日本統合医療学会誌，5，1（2006）

治療手技 01

低侵襲治療

〔植松美幸〕

ポイント

□ QOL (quality of life)
生活における精神的な満足度を重視する考え方

解　説

1987年にフランスのMouretにより最初の腹腔鏡下胆囊摘出手術が行われ，手術の低侵襲化が論じられるようになった。腹部の小さな切開創から腹腔内に挿入したカメラが術者の「目」となり，手術器具が「手」となり手術を行うこの手技は，外科手術の常識を覆すものであった。当初，安全面において疑問視されていたが，患者のQOLが向上することが明らかになるにつれて急速に普及し，現在では胆石症の標準術式として認められるほどになっている。

日本においては1990年に腹腔鏡下胆囊摘出手術が導入され，以後あらゆる外科領域で腹腔鏡下手術を含めた内視鏡外科手術が行われている。その有用性や低侵襲性から年々増加し続け，2003年の日本国内における症例は年間58 282例にのぼる[1]。領域別の内視鏡外科手術総症例数の推移を**図1**に，腹腔鏡下胆囊摘出手術を**図2**に示す。

□腹腔鏡下手術
大きく開腹することなく，数cmほどの小さな穴を複数箇所開けて腹腔鏡という硬性鏡（カメラ），鉗子・スカルペルといった手術器具を挿入し，テレビモニタで体内を観察しながら患部を治療する。

腹腔鏡下手術は創が小さく時間経過とともにほとんど見えなくなるため，美容上優れているばかりでなく，術後の痛みが比較的小さい。また，術後の食事開始や退院時期が早く，社会復帰も早いため，患者にとっては負担の少ない手術であるという利点がある[2]。しか

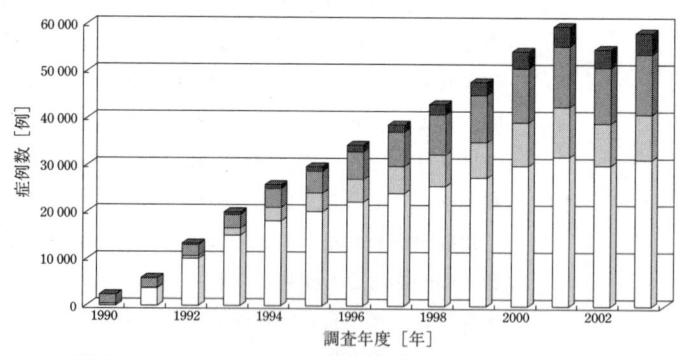

領域別，年度別の内視鏡外科手術総症例数を示す。全領域において内視鏡外科手術は1990年から2003年末までに合計487 111例施行されている。

図1　領域別の内視鏡外科手術症例数の推移（（文献1）をもとに作成）

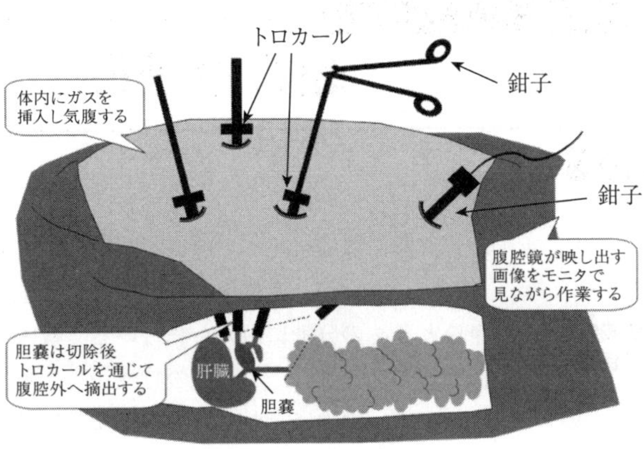

炭酸ガスを腹腔内に注入して膨らませること（気腹）により，作業空間を確保し，腹腔鏡を使って術野をモニタしながら手術する。腹腔内への手術器具の挿入，および切除片の摘出はトロカールを通じて行う。

図 2　腹腔鏡下胆嚢摘出手術

しながら，術者にとっては負担が大きく難しい手術であるという一面を持つ。術者はモニタに映し出された 2 次元画像を見ながら細くて長い特殊な鉗子（かんし）類を用いて手術を行う。カメラの視野は方向・範囲が限られており，深度感覚を得るのも難しく，手を直接腹腔内に挿入できないため，触覚が得られない。近年は症例の急激な増加，手技の高度化に相まって腹腔鏡下手術における偶発症の発生率にもわずかに増加傾向がみられている[1]。

□ **augmented reality**
現実世界の映像に人工的に作成したグラフィックスや文字などの情報を重ね合わせることで現実世界を補強する技術

医療事故を防ぐには医師の訓練が重要であるのは当然だが，工学技術による手術の支援も検討されている。腹腔内の 3 次元的な位置関係を把握するため，術中の幾何情報を計測したり，augmented reality を用いて腹腔内の見えない情報を可視化するなどである。これらの技術により，近い将来，手術がより安全に行えるようになることを期待する。

参考文献

1）日本内視鏡外科学会：内視鏡外科手術に関するアンケート調査－第 7 回集計結果報告，日本内視鏡外科学会雑誌，9，5（2004）
2）金子榮藏，原田英雄 ほか：消化器内視鏡関連の偶発症に関する第 4 回全国調査報告－1998 年より 2002 年までの 5 年間，日本消化器内視鏡学会雑誌，46，1（2004）

予防医学
健康科学
病院組織
医療機器
医療技術
治療手技
福祉・リハビリ
精神医療

治療手技　02

超音波破砕

〔永岡　隆〕

ポイント

近年，急速に発達し，医学領域において多岐にわたる応用面を確立した超音波断層エコー法や超音波パルスドップラー法を応用した超音波診断機器に比べ，超音波を用いて治療を行う機器はあまり知られていないが，産業用の超音波破砕装置は切断，加工，穿孔や洗浄など多くの分野に用いられている。臨床でも超音波外科用吸引装置などが開発され，超音波の特性から，弾性の乏しい組織が破砕されやすく，弾性に富む血管や神経などは温存されるという特徴を有するので，血管・神経周囲の剝離，肝臓手術，脳神経外科手術で特に有用性が高い。今後は断層エコー法などの画像診断装置と融合し，診断と治療の両方の機能を有する複合型超音波装置の開発が求められている。

□超音波外科用吸引装置

□複合型超音波装置

解説

超音波を利用する医療機器としては，超音波診断装置が一般的によく知られている。超音波診断装置と超音波治療装置の大きな違いは，超音波診断装置は超音波の波の性質を応用し，生体の音響インピーダンスの違いを画像化しているのに対し，超音波治療装置は超音波の持つエネルギーを応用し生体組織を破砕・乳化することである[1]。超音波破砕のイメージ図を**図1**に示した。

□破砕・乳化

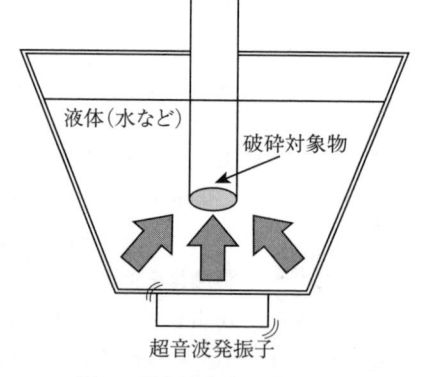

図1 超音波破砕のイメージ

超音波破砕はキャビテーションという現象を応用していると考えられている。超音波の高い周波数と強い音波によって，液体に溶けていた無数の気体分子が溶けきれなくなり，気泡が発生する。この気泡の発生と崩壊を繰り返していると，ある時点から気泡が崩壊する際に液体中に衝撃波が放射される。この衝撃は気泡近傍では1 000気圧以上の圧力があ

る。超音波洗浄器は，この衝撃波を利用して固体表面上の汚れを取り除くものである。このキャビテーションは周波数が低いほど強力に発生するが，低周波ノイズが発生するという問題点を抱えている。また，1 MHz 程度の高周波の超音波洗浄器が半導体の洗浄など微細な汚れの除去に用いられているが，この場合は，おもに音響流や超音波に伴う加速度により洗浄されると考えられ，キャビテーションの効果は小さいとされている。

体外衝撃波結石破砕がまさに超音波破砕の一例である。振動する周波数や振幅を変化させることで生体組織への吸収量を調節することにより，破砕する領域や組織の選別ができる。これによって太い血管は選択的に残し，毛細血管からの出血については振動子の発生熱により凝固するといった作業ができ，従来の外科的手術に比べ出血量の少ない手術が可能となる。超音波治療装置は一般的にハンドピース部と装置本体から構成され，両者はケーブルで接続されている。装置本体では振動発生，冷却，洗浄，吸引などの機能に関わる装置が備わっており，ハンドピースには電気的な振動エネルギーを機械的な振動エネルギーに変換する超音波振動子が装備されている。

□高周波焼灼装置　さらに高周波焼灼装置が接続可能な機種もあり，通常の電気メスと同様に超音波吸引との同時使用も可能である。

関連項目
□ドラッグデリバリーシステム

超音波を用いた治療法として，破砕の他にドラッグデリバリーシステムへの応用が考えられている[2]。具体的には超音波によって破裂する微小なカプセルを体内に注入し，所望の位置に超音波エネルギーを集中させることで，がん細胞等を選択的に攻撃する。カプセル内に薬剤等を封入せず，カプセルの破裂によって発生するエネルギーによって，がん細胞に直接ダメージを与え，死滅させる試みも行われている。超音波は放射線と異なり，被爆などの危険性がないため，今後さまざまな分野へ応用される可能性を秘めている。

参考文献

1) 牛山知己，鈴木和雄：超音波外科用吸引装置の使い方，臨床泌尿器科，55，10，pp.839～843（2001）
2) 鈴木直樹，田代和也：超音波治療装置－超音波破砕吸引法ならびに超音波マイクロカプセルミサイル法の検討－，電子情報通信学会誌，72，4，pp.418～422（1989）

治療手技 03
放射線治療

〔永岡　隆〕

ポイント

X線をはじめとする放射線は，レントゲン撮影や陽電子放射断層撮像法（positron emission tomography：PET）などに代表される検査・診断機器に多く使われているが，近年，治療分野への応用が進んでいる。特に腫瘍の治療には，外科療法（手術による治療）や化学療法（抗がん剤による治療）とともに，放射線療法（放射線照射による治療）が有力な治療法となっている。加速器から得られる陽子線や重粒子（重イオン）線を腫瘍細胞に照射し，死滅させる。

□陽子線
□重粒子

解　説

粒子線治療は1946年に米国の物理学者であるWilsonが「高速陽子線の医学への応用」として陽子線のがん治療への応用を提唱し[1]，1954年に米国のローレンス・バークレイ研究所で陽子線の治療への応用が開始された。

□直接型
□間接型

放射線治療は大きく直接型と間接型に分類される。直接型は放射線を患者に直接照射し，そのときのエネルギーを利用し，腫瘍細胞を死滅させるのに対し，間接型はあらかじめ放射性物質を体内に入れ，外部から照射する放射線と反応させ，そのエネルギーで腫瘍細胞を死滅させる。また，近年の臓器移植医療の増加に伴い，臓器移植後の免疫拒絶反応を抑制するためにも，放射線治療が応用されている。リンパ球が他の血液成分と比べ放射線に弱いという特長を生かし，移植後の患者に定期的に放射線を照射することで，リンパ球の免疫活動を低下させ，生体の拒絶反応を抑制する。

放射線治療はがんの治療方法として非常に優れた方法である。陽子線や重粒子線などは，エネルギーロスが入射地点からある距離だけ離れた場所で局所的に起きるという効果（Bragg効果）[2]を持っているため，腫瘍細胞のみを攻撃し，周りの臓器の機能を保存することができる。また外科的処置を必要としないため，感染の心配や痛みがない。

□ Bragg効果

放射線治療は生体深部にある腫瘍細胞に対しても治療が行えるという利点があるが，例えば生体内30 cmまで粒子を到達させるためには，光速の84％まで粒子を加速する必要がある。したがって非常に大規模な加速器が必要となり，その維持管理にも大変な労力

とコストが必要となる。そのため国内でも限られた病院しかこの施設を持つことができないという欠点がある。また，医療費が高額（約400万円）であり，患者の負担が課題であったが，高度先進医療として認められた施設では，医療費のうち入院・検査料など約100万円が健康保険の対象となり，残りが自己負担となる。自己負担に対しても民間金融機関による陽子線治療ローンや公的機関による利子補給などの支援制度が整備されつつある。

胃や大腸，膀胱などの軟組織における腫瘍は，生体内で大きく位置が動いてしまい，狙いを定めることができないので，粒子線治療には不向きである。いままでの実績から眼球内の悪性黒色腫，中枢神経系の近くにできた脊索腫や軟骨肉腫，一部の頭頸部がん，I期非小細胞肺がん，肝細胞がん，前立腺がんなどに対する有効性が明らかとなっている。

放射線治療をより一般的にするためには装置の小型化，維持費の削減，人材育成などを推進していく必要がある。現在ではより侵襲の低い赤外線を利用した治療法の開発も進められている（**図1**）。今後も腫瘍患者の数は増加していくと予想されている。早期の腫瘍であれば非常に高いQOLで治療をすることができる放射線治療に対する期待は大きい。

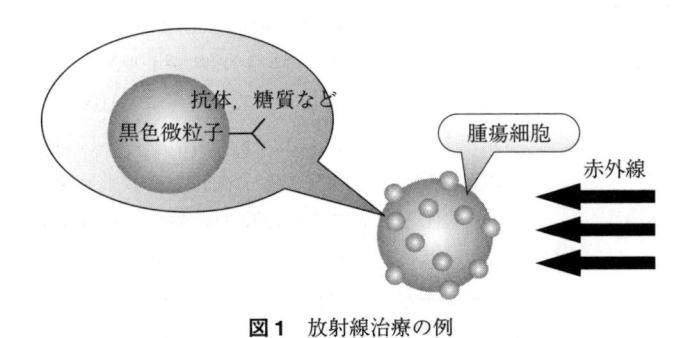

□赤外線

図1 放射線治療の例

参考文献

1) R. R. Wilson: "Radiological Use of Fast Protons", Radiology, 47, pp.487 〜 491 (1946)
2) W. H. Bragg: "On the Ionization of Various Gases by the α Particles of Radium - No 2", Proc. Phys. Soc., 20, pp.523 〜 550 (1906)

治療手技 04
遺伝子治療
〔武岡真司〕

ポイント

必要な酵素やたんぱく質が生合成されない，生合成されても構造の一部に異常があるため正常に機能しない，あるいは必要量以上に生合成されて病気の原因となっている細胞について，遺伝子の異常な部分を明らかにし，人工的に作った遺伝子（遺伝子薬剤）を外部から細胞内に導入して細胞本来の機能を回復させる治療法を遺伝子治療という。1990年に世界で初めてADA欠損症という先天性代謝異常症の女児に対して，遺伝子治療が行われた。採取したリンパ球に遺伝子を導入して，強力なリンパ球としてから体内に戻してがんを撃退させる治療法なども検討されている。

解説

□ウイルスベクター

◆ウイルスベクターの現状　遺伝子療法は，遺伝子薬剤を細胞に導入するためのベクター（遺伝子運搬体）の優劣が成功の鍵を握っており，世界中で優れたベクターの開発競争が行われている。ベクターにはウイルスベクターと非ウイルスベクターがある。ウイルスは標的細胞まで遺伝子を運搬して導入する天然の装置としての洗練された機能を持っているが，その遺伝子にはウイルス自身を増殖する指令が書き込まれており病原性となる。ウイルスベクターでは，この増殖を司る部分の遺伝子を切り取るため，原則ウイルスベクターには病原性はない。レトロウイルス，アデノウイルス，アデノ随伴ウイルスそしてエイズウイルス（HIV）などが実際に使用または検討されており，遺伝子薬剤が染色体に組み込まれ細胞分裂時に遺伝子も一緒に分裂する永続的な遺伝子発現，分裂していない細胞にも遺伝子導入できる感染力の強さ，副作用の危険性などの観点から検討されている。ウイルスベクターは遺伝子導入効率が高い利点がある一方で，病原性を持つ増殖性ウイルスの出現（1999年にウイルスベクターによる副作用死が報告された），細胞毒性の危険性がぬぐい去れない。また，生体の巧妙な免疫防御システムが機能してウイルスベクターに対する抗体ができると，頻回治療の効果がなくなる。ベクター製剤の観点から見ると，大量生産，価格，品質保証，保存安定性の面でも課題がある。

◆非ウイルスベクターの開発　非ウイルスベクターには，「プラ

□ 非ウイルス
　ベクター

□ ポリカチオン
□ カチオン性
　リポソーム

スミド」と呼ばれる自己複製能力のある特殊な環状 DNA があり，もともと大腸菌などの菌類に見られる「天然のベクター」をまねてベクターを作り，カテーテルや遺伝子銃などによって局所的に生体投与し，おもに物理的な刺激（高電圧，超音波，高水圧）に細胞内に注入する方法であり，デバイスの開発がターゲットとなっている。化学的な方法としては，遺伝子薬剤をポリアニオン（負電荷の水溶性ポリマー）とみなし，ポリカチオン（ポリエチレンイミン，ポリリシン，ポリアルギニン），あるいはカチオン性リポソーム（人工脂質二分子膜小胞体）と静電的な複合体（コンプレックス）を作成し，これをベクターとする手法の開発が進められている。病原性の心配はなく製剤としての長所はあるものの，化学的な細胞毒性の検討が必要であるし，感染力は永年の進化の過程で生き残ったウイルスにはかなわない。例えばウイルスなら簡単に経口などから標的組織に感染するが，これを人工的に再現するには，体の外から標的組織の細胞まで遺伝子を結合させたベクターを送達させる過程（薬物送達システムと同様の技術），そして図1に示したように細胞内にベクターを導入させる過程（膜融合やエンドサイトーシス），細胞内でベクターから遺伝子を遊離させ核の中の染色体に転写させる過程のすべてを考慮したベクターの設計が必要である。現在，バイオテクノロジーとナノテクノロジーの融合による最先端の技術を駆使した挑戦が行われている。

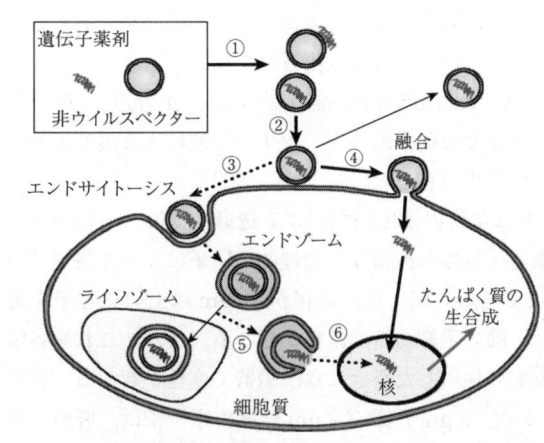

①遺伝子がベクターに組み込まれる過程，②ベクターが標的細胞に到達する過程，③エンドサイトーシスにて細胞内へ取り込まれる過程，④膜融合にて細胞内に取り込まれる過程，⑤エンドゾームから遺伝子が遊離されるか，ライソゾームにて分解される過程，⑥遺伝子が核に移行して転写される過程

図1 遺伝子が細胞内へ送達され，たんぱく質が生合成されるまでの過程

治療手技 05
DDS

〔武岡真司〕

ポイント

薬物の体内動態を精密に制御して，薬物を目的の部位に必要な期間にわたって必要な量を送達させることにより，副作用や患者の負担を極力抑えて治療効果を高める仕組みをドラッグデリバリーシステム（DDS，薬物送達系）という。

□薬物送達系

解　説

例えば，経口にて服用する一般的な薬剤の場合，薬物は通常錠剤やカプセルの中に封入されていて飲みやすくなっている。これらの担体は胃や腸で溶解され，放出された低分子薬物はその一部が粘膜から血中へと吸収されて全身へ行き渡り，速やかに肝臓にて代謝され胆汁として排泄されるか，腎臓の糸球体にてろ過・排泄される。その間に薬物の一部は患部に送達されるものの大部分は無駄になるため頻繁に服用しなければならず，正常な細胞や組織にも悪影響を及ぼすことがある。

したがって，患部の薬物濃度を高めるために，座薬により直腸粘膜から吸収させたり，患部近くの皮膚に貼布剤を張って経皮吸収させたりする方法は DDS の考え方の一つである。注射用製剤の場合，薬物が微小のカプセルに封入あるいは微小の担体に担持された状態で血中投与され，受動的あるいは能動的な送達メカニズムにより患部に担体が集積し（細胞内に取り込まれ），そこで担体から薬物が徐々に放出，あるいは刺激に応じて放出されて治療効果を高めることができる。この担体からの薬物放出速度を制御する方法をコントロールドリリース（controlled release）といい，生分解，pH で制御される加水分解などの化学的作用，マイクロ波による温度上昇などの物理的作用が利用される。

□コントロールドリリース

□受動的 DDS

受動的 DDS とは薬物の濃度勾配による透過，拡散，あるいは担体のサイズと臓器・組織の構造など物理的な因子によって送達部位を制御する方法である。例えば，直径が 12 μm 以上の微粒子を静脈注射した場合，肺の毛細血管で塞栓が起こる。また，これを各臓器に流入する動脈に注射した場合には，臓器で塞栓が起こる（化学的塞栓療法）。また，3 μm から 0.2 μm 程度の微粒子は，肝臓・脾臓の細網内皮系に貪食されてそこに蓄積するが，0.1 μm（100 nm）

化学的塞栓療法
抗がん剤を封入した塞栓剤を腫瘍部位に至る動脈に投与すると，酸素や栄養分を遮断する兵糧攻め効果に加えて抗がん剤の局部濃度を長期間増大できる。

EPR 効果
固形がん組織では，新生血管の増生が著しいため血管が未発達で血管壁の透過性が亢進しており，高分子物質を組織からくみ出すリンパ系も未発達で機能できない。そのため，高分子物質には，がん組織に集積しやすい効果がある。

能動的 DDS

以下では類洞血管から漏出して肝臓の実質細胞に到達，あるいはがんや炎症部位など血管透過性が亢進している部位に EPR 効果（enhanced permeation retention effect）によって蓄積する。さらに小さく分子量として 7 万程度以下になると血管管壁から漏出しやすくなり，3 万程度以下になると腎臓の糸球体からろ過される。したがって，血中滞留性を高めるためには分子量数十万（十数 nm）から粒子径 100 nm 以下のサイズが適当と考えられている。

能動的 DDS とは血液適合性の高い担体に患部の細胞を認識する部位を担持させて，積極的に薬物担体を患部に集積させ，さらに受容体を介在させたエンドサイトーシスや膜融合によって細胞内に取り込ませる方法をいう。認識部位としては，細胞表面抗原に対する抗体，細胞表面受容体に対するリガンドとして，マンノースやガラクトースなどの糖類，鉄輸送たんぱく質であるトランスフェリン，葉酸やビタミン B12，ペプチド類（ファージディスプレイ法）などが検討されている。ファージディスプレイ法とはウイルスの一種であるファージの表面にランダムな配列のペプチドを発現させて膨大なライブラリーを構築し，そこから目的とする細胞表面レセプタに特異的な結合能を持つ配列をスクリーニングする方法である。

担体が異物である場合には，血液中の抗体や補体が結合して細網内皮系に捕捉されやすく（オプソニン化）なったり，血小板や白血球が活性化されると副作用（出血傾向や炎症反応）となり，抗体が産生されれば投与できなくなる。そのため，担体としては生体適合性や生分解性の高い物質（リン脂質，脂肪，ポリ乳酸などの合成高分子など）が使用され，リン脂質二分子膜小胞体（リポソーム），エマルジョン，マイクロスフェア，高分子ミセルなどの集合状態や単独状態に薬物を結合（コンジュゲート）や溶解させて使用される。また，担体の表面の電荷状態やポリエチレングリコールによる表面修飾は，血流中から異物を取り除く細網内皮系の作用を回避させることができるので，血中滞留性を高めることができる。

治療手技 06 再生医療

〔岩﨑清隆〕

ポイント

再生医療とは，自己治癒が期待できない疾患部位に対して，自己の細胞を用いて再生を促そうという近年最も発展が期待される学際研究分野の一つである。再生医療は，1) 自己の造血幹細胞などの組織幹細胞や骨髄細胞等を疾患部に直接注入する細胞移植と，2) 自己の幹細胞もしくは患部と同様の細胞を体内分解吸収性高分子材料等の足場に播種・培養して移植し，高分子が解けていく間に組織化し同一化するのを期待する組織工学的手法に大別できる（**図1**）。

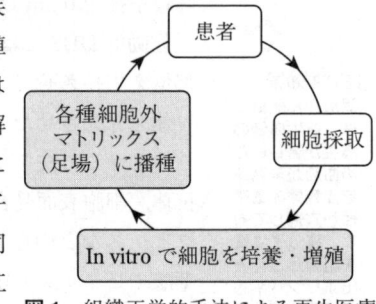

図1 組織工学的手法による再生医療

解説

□**細胞移植**

細胞移植に関しては，慢性閉塞性動脈硬化症などの末梢血管疾患や虚血性心疾患に対し，自己の骨髄単核球細胞を直接患部に注入して再生を期待する方法が臨床で評価されている。細胞移植をすることで血管新生が促されることがわかってきており，これまで足の切断を余儀なくさせられてきた症例で足の切断を回避でき，また痛みも改善できるという報告がある[1]。一方，移植細胞の体内生着率は高くないという課題もあり，細胞移植だけでは組織が欠損した場合には現状では対処できない。

□**組織工学**

一方，疾患部を細胞を駆使して再生させようというのが組織工学である[2]。組織工学の研究対象は，骨，軟骨，皮膚，歯周，血管，弁，心筋，神経，気管，肝臓，肺，角膜などあらゆる組織に拡大している。組織工学では，細胞ソース，機能性組織を構築するための細胞の足場，細胞増殖因子の適切な選択が非常に重要である。細胞の足場には，ポリ乳酸・ポリグリコール酸などの合成高分子，コラーゲンやゼラチンなどの天然高分子が用いられている。一方，ヒトのドナー組織や異種組織から拒絶反応の大きな要因となる細胞を除去する脱細胞化技術も開発されてきており[3]，生体材料を足場とした再生医療も展開されている。また，温度応答性培養皿を用いて培養細

胞をシート状に回収し治療に応用する技術も開発されている[4]。

組織工学を応用した心臓外科領域の臨床例としては、小児の肺動脈血管再建術が挙げられる[5]。患者自身から採取した静脈血管から培養・増殖させた細胞や骨髄から採取した幹細胞を分解吸収性高分子に播種して移植すると、血管様に組織化することが報告されている。人工血管では大きさが固定されるため、特に体が成長する小児では再手術を余儀なくさせられるケースが多く、成長性が期待できる組織工学的手法が注目されている。一方、大人では静脈系に比べて5倍程度の血圧の高い左心系の血管・心臓弁の疾患症例が95％以上と圧倒的に多く、このような大きい力に耐えうる動脈組織の開発が今後の課題である。ブレークスルー技術の一つとして、体外で各臓器の生体内力学的環境と同様の環境で力や電気的刺激を作用させながら組織を構築していくバイオリアクタ技術が注目されている。例えば、体内の血行動態を忠実に創出可能な拍動バイオリアクタで血管を構成する細胞を培養すると、細胞が高度に増殖して機能発現することがわかってきている[4]。図の網掛けで工学の再生医療研究への貢献領域を示したが、体外でどこまで正常組織に近い機能を付与できるかが今後の再生医療の一つの鍵になると考えられる。

自己細胞を用いた再生医療では、臓器移植で問題となる拒絶反応の心配もなく、機能の一部を代替する人工臓器にはない自己細胞による多機能の修復や成長性が期待できるという大きな特徴がある。再生医療は、これまでの移植医療、人工臓器医療を補う新しい医療として今後ますます発展していくと考えられる。

□幹細胞

□バイオリアクタ

参考文献

1) Tateishi-Yuyama E, Matsubara H, Murohara T, et al.: Therapeutic angiogenesis for patients with limb ischaemia by autologous transplantation of bone-marrow cells: a pilot study and a randomized controlled trial, Lancet, 360, pp.427～435 (2002)
2) Langer R, Vacanti JP: Tissue engineering, Science, 260, pp.920～926 (1993)
3) Iwasaki K, Ozaki S, Kawai T, et al.: Innovative bioreactor technologies produced a completely decellularized and pre-endothelialized functional aortic heart valve, The 12th International Conference on Biomedical Engineering, National University of Singapore, CD-Rom (2005)
4) Nishida K, Yamato M, Hayashida Y, et al.: Corneal reconstruction with tissue-engineered cell sheets composed of autologous oral mucosal epithelium, N Engl J Med, 351, pp.1187～1196 (2004)
5) Shin'oka T, Imai Y, Ikada Y: Transplantation of tissue-engineered pulmonary artery, N Engl J Med, 344, pp.532～533 (2001)

治療手技 07　救急医療

〔藤本哲男〕

ポイント

□救急医療体制

臨床医学における全科的な診断治療を限定された時間において実行されるのが救急医療である。対象となる傷病には軽症から致死的なレベルまで広範囲に及ぶ。診断治療において、診察開始後の早期に完結することもあれば、さらに専門的な高度の診断治療へと展開していくことが必要な場合もある。患者の診察にあたり、つねに後者の可能性を念頭におき、つぎの段階を考えて即時に対処していかなければならない。わが国の救急医療体制としては図1に示すように三つのレベルに区分される[1]。

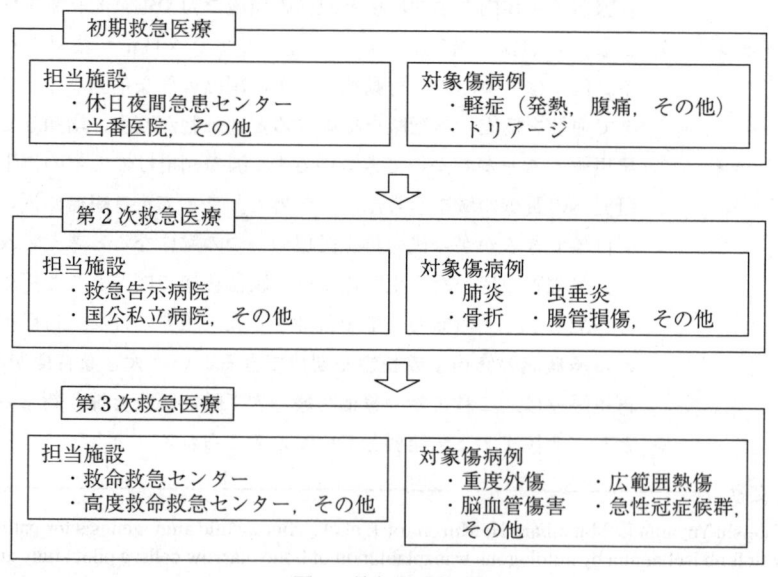

```
┌─ 初期救急医療 ──────────────────────┐
│ ┌ 担当施設 ─────────┐ ┌ 対象傷病例 ────────┐ │
│ │ ・休日夜間急患センター │ │ ・軽症（発熱，腹痛，その他）│ │
│ │ ・当番医院，その他   │ │ ・トリアージ        │ │
│ └──────────────┘ └──────────────┘ │
└─────────────────────────────────┘
              ⇩
┌─ 第2次救急医療 ─────────────────────┐
│ ┌ 担当施設 ─────────┐ ┌ 対象傷病例 ────────┐ │
│ │ ・救急告示病院      │ │ ・肺炎    ・虫垂炎   │ │
│ │ ・国公私立病院，その他 │ │ ・骨折    ・腸管損傷，その他│ │
│ └──────────────┘ └──────────────┘ │
└─────────────────────────────────┘
              ⇩
┌─ 第3次救急医療 ─────────────────────┐
│ ┌ 担当施設 ─────────┐ ┌ 対象傷病例 ────────┐ │
│ │ ・救命救急センター    │ │ ・重度外傷  ・広範囲熱傷 │ │
│ │ ・高度救命救急センター，その他│ │ ・脳血管傷害 ・急性冠症候群，│ │
│ │              │ │  その他          │ │
│ └──────────────┘ └──────────────┘ │
└─────────────────────────────────┘
```

図1　救急医療体制

解　説

□初期救急医療

初期救急医療の対象となるのは発熱や腹痛といった軽症の治療とトリアージ（triage）の2点である。ここで前者の軽症とは比較的容易な処置と投薬を医院（在宅輪番制休日診療）や休日夜間診療所などの外来で行うものである。トリアージとは受診した患者のスクリーニングを意味し、患者の重症度、緊急度、傷病の種類や受傷の部位などから適切な診療科や医師を選定することであり、わが国で

は多くは医師によって行われている[2]。医師にとって重要なことは患者の病態を即座に把握して，その場で治療をするのか，あるいはその重症度から第2次さらに第3次救急医療への搬送を必要としているかを判断して実行に移すことである。

□第2次救急医療

第2次救急医療では入院治療や緊急手術を要する傷病が対象となる。例えば肺炎や骨折での入院治療を要する患者や虫垂炎や腸管損傷などで手術を要する場合であり，生命の危機が切迫している第3次救急医療の対象となるほどの重症ではない。救急告示病院や病院群輪番制病院などが担当する。これらの第2次救急医療機関の要件としては以下のようになっている[1]。

1) 24時間体制での検査や治療が可能なこと
2) 救急患者のため優先的な専用病床を有すること
3) 24時間体制で救急患者を受け入れて救急隊による傷病者の搬入に適した構造設備を有すること

□第3次救急医療

第3次救急医療は生命の危機が切迫している傷病を対象としている。症例としては重度外傷，広範囲熱傷，急性中毒，脳血管障害，急性冠症候群等であり，救命救急センターや大学病院救急部が担当している。救命救急センターはわが国には現在約160施設あり，厚生労働省による厳格な要件が定められている。その機能としては以下のように定義されている[1]。

1) 重症および複数の診療科領域にわたるすべての重篤な救急患者に対して高度な救急医療を総合的に24時間体制で提供できること
2) 医師，看護師，救急救命士等に対する適切な臨床研修が可能であること

□高度救命救急センター

図1に示したように第3次救急医療施設は直面する生命の危機に対処する高度な医療を提供しうる機関であるが，平成5年から，さらに救命救急センターの中でも，広範囲熱傷，急性中毒，切断肢指再接着にも常時対応可能な高度救命救急センターの整備が開始され，16施設（平成16年1月現在）が認可されている。

参考文献

1) 日本救急医学会 監修：救急診療指針，へるす出版（2003）
2) 瀧　健治，西村謙一，十時忠秀：救急医学，新興医学出版社（2002）

治療手技 08

人工弁

〔岩﨑清隆〕

ポイント

人間の心臓には左心・右心に2個ずつ計4個の弁があり，これらの弁が機能することで心臓から送り出される血液が一方向に流れる。自己の心臓弁が狭窄や閉鎖不全になり外科的に修復できない場合には，人工弁で置換して機能改善が図られる。日本では年間約9 000例[1]，米国では年間約6万例[2]，世界中ではこれまでに200万例程度の患者に使用されており，最も臨床現場に普及している人工臓器の一つである。人工弁は1952年に初めて臨床応用されて以来，弁のデザイン・材質・処理方法など幾多の改良を経て現在に至っており，着実に性能が向上している。しかし，課題も残っており，安心してずっと使える理想的な人工弁を追求してさまざまな角度から開発研究が続けられている。

解　説

□ **機械弁**

□ **生体弁**

人工弁を材質の面から見ると，パイロライトカーボンという特殊炭素で成形した弁葉からなる機械弁（**図1**）と，ウシの心膜やブタの弁組織をグルタールアルデヒド等で固定処理してコラーゲンを架橋および細胞を不活化した生体弁（**図2**），そしてドナーの善意でいただく同種生体弁に大別される。

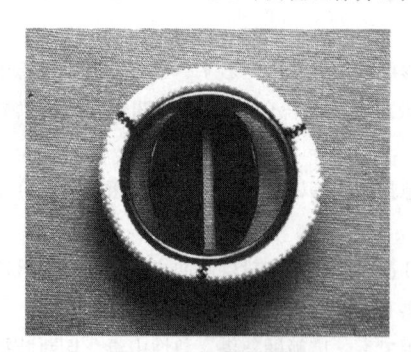

図1　二葉式機械弁　　　　　図2　生体弁

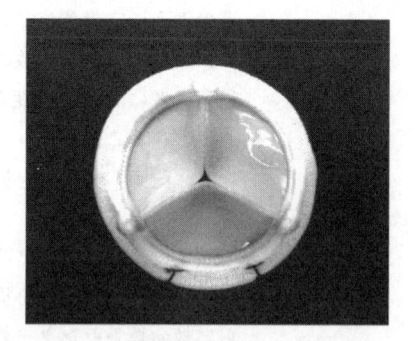

□ **抗血栓性**

機械弁の耐久性は理論的には100年以上とたいへん優れている。弁の形状は図1に示すような2枚の半月板の弁葉からなる二葉式機械弁が現在最も使われている。人工物を用いているので血が固まりやすく抗血栓性に問題があり，ワーファリン等による抗凝固療法が

生涯必要不可欠である。抗凝固剤の効き方にも個人差があり、出血性の新たな合併症を誘発する場合もある。また、人工弁の開閉音も自覚する。

□耐久性

一方、生体由来材料からなる生体弁は血液適合性に優れており、一般的に術後3か月以降は抗凝固療法を必要としない。その反面、弁の変性の問題や血液中のカルシウムが弁に沈着して弁の開閉を阻害する石灰化の問題を抱えており、耐久性に限界がある。若い人ほど代謝が多いことも関連して石灰化しやすいため、おもに65歳以上の高齢者に第一選択として使われており、近年では15年程度使えるものもでてきている。

同種生体弁は弁の血行力学的機能という点では最も優れているが、ドナー不足でわが国では数に限りがある。また、同種弁でも拒絶反応がある。

したがって、現在使用可能な代用弁にはそれぞれ一長一短があり、年齢や性別も予後に影響する。1990〜2001年までの臨床報告論文のデータをまとめた解析によると[3]、50代までは機械弁、60代以降は生体弁を第一選択とすると良いと報告されている。

人工弁の性能は、血液適合性・血行力学的機能性・耐久性の三つに大別でき、これらの性能をヒト本来の心臓弁にいかに近づけるかが鍵となる。近年では、移植後に体内で自己細胞による再生が期待できるような究極的な代用心臓弁の研究が行われている。これは、ブタやドナー等の心臓弁から拒絶反応を引き起こす細胞成分を除去した弾性線維やコラーゲンからなる心臓弁であり、動物実験では移植後に自己細胞化することが確かめられている[4]。安心して一生使える人工弁を追求してさまざまな角度から開発研究が進められている。

参考文献

1) 日本人工臓器学会 編：人工臓器のレジストリー2000, 人工臓器30別冊, pp.1〜8 (2001)
2) Vongpatanasin W, Hills D, Lange RA : Prosthetic heart valves, N Engl J Med, 335, pp.407〜416 (1996)
3) Puvimanasinghe JPA, Takkenberg JJM, Edwards MB, et al.: Comparison of outcomes after aortic valve replacement with a mechanical valve or a bioprosthesis using microsimulation, Heart, 90, pp.1172〜1178 (2004)
4) 梅津光生 編：人工臓器で幸せですか？, pp.88〜99, コロナ社 (2005)

治療手技 09

臓器移植

〔梅津光生〕

ポイント

臓器移植を中心とした新しい医療は，その周辺の先進医療技術である人工臓器，再生医療を含めて体系的にとらえるべきものである。1997年に脳死者からの臓器提供の法律が長い議論を経て不完全ながらもわが国で制定された。

その後，脳死判定を経た臓器移植症例数はそれほど増えていない。技術立国日本は高性能の人工臓器の開発にもっと力を入れるべきだという意見も多い。移植臓器にしても人工臓器にしてもあくまでも生体にとっては異物であり，拒絶反応を抑制するような再生医療研究への期待が高まっている。

解　説

1997年の臓器移植法の制定後に脳死判定を経た第1例目の臓器移植は1999年まで行われなかった。その後の各臓器別の脳死患者からの移植例を**表1**に示したが，その数は他国と比較しても非常に少ない。これは臓器提供者（ドナー）が少ないことに起因しており，特に心臓のように体に一つしかない臓器を移植する場合，ドナー不足が移植症例数の減少につながる。これに対し，腎臓や肝臓の移植の場合，脳死患者からの臓器移植でなくても，正常な人がドナーとなり，二つの腎臓の片方を提供したり，肝臓の一部を切除して臓器受給者（レシピエント）に移植する方法がとられる。これらは，生体腎移植，生体肝移植，と呼ばれており，それぞれわが国で1万例，2,000例以上の安定した実績がある。しかし，ドナーやその家族が

□ドナー

□レシピエント

表1　脳死臓器移植数

	1997年	1998年	1999年	2000年	2001年	2002年	2003年	2004年
心臓	0	0	3	3	4	5	0	5
肺	0	0	0	3	3	4	2	4
肝臓	0	0	3	6	3	7	2	3
腎臓	0	0	8	7	7	10	4	6
膵臓	0	0	0	1	2	3	2	5
小腸	0	0	0	0	1	0	0	0

臓器移植法施行（1997年10月16日）後，2004年12月末までに脳死のドナーから提供された臓器の移植数

受けた臓器移植後の後遺症や苦痛などの実態は十分に調査されておらず，ケアの体制もできていない。

□拒絶反応

一方，臓器移植に関するそれ以外の問題として拒絶反応が挙げられる。生体は免疫反応により自分以外の組織・細胞を拒絶する機能がある。このメカニズム抑制のために，サイクロスポリンなどの薬剤が開発され，現在広く患者に使用されている。これは白血球の数を減らすことなく免疫反応の情報伝達を抑える機能を持たせているので臓器移植の成績は飛躍的に向上した。しかし長期の薬剤使用による副作用の問題が指摘されている。

これらの問題を解決する別の手段として人工臓器の開発が挙げられる。まず，補助人工心臓に関してDestination Therapyというコンセプトが主流になりつつある。心臓移植の非適応者に補助人工心臓を装着することで，生存率と生活の質の大幅な向上がみられるというデータが示され，補助人工心臓が積極的に使われるようになりつつある。心臓移植を前提に補助人工心臓を装着する，いわゆる"ブリッジ使用"からその適用を拡大し，2年以上の保証の得られる人工心臓の臨床使用が始まっている。これはドナー不足を反映して補助人工心臓をより積極的に移植医療の肩代わりと考える傾向にあることを示している（医療機器17参照）。

また，腎機能の低下した人に対して，現在わが国で20万人以上が血液透析という人工臓器の恩恵を受けている。心臓と異なり，血液透析により生活の質をある程度維持できることができる（医療機器18参照）。

なお"再生医療"はドナー不足問題の解消はもちろんのこと，人工材料に対する生体の防衛反応の問題やドナーの臓器に対する拒絶反応の問題などの解決につながる。その意味で人工臓器・移植医療を凌ぐ技術として期待されている[2], [3]。

参考文献

1) 日本臓器移植ネットワーク：http://www.jotnw.or.jp/datafile/index.html
2) Newtonムック 21世紀を切り開く先端医療，ニュートンプレス（1999）
3) 梅津光生 編：人工臓器で幸せですか？，コロナ社（2005）

治療手技 10
中国医療
〔増本憲泰〕

ポイント

中国医療には，中医，西医（西洋医療），その他インドなどから伝えられた医療や多種多様の民間療法などがある。なかでもとりわけ独特なものは，数千年にわたって発展を続けてきた伝統医療としての中医であろう。舌診，脈診などの非侵襲的な診断法については，西洋医療でもある程度用いられているが，中医では西洋医療に比べて非常に複雑な手技が確立されており，西洋医療のものとはまったく異なる手技であると考えてよい。しかし，現代の中医は中国の全国民から絶対的な信頼を得ている医療というわけではなく，地方によって，また年齢層によっては西医のほうが重視される局面も多く見られるというのが実状のようである。まず，医療に対する中国ならではの思想を紹介し，実際に行われている具体的な医療について述べる。

解説

中国医療の基礎をなす特に重要な思想として，「薬食同源（医食同源）」と「陰陽五行学説」が挙げられる。

□**医食同源**
中国古来の言葉だと思われがちであるが，実は新居裕久氏による和製の造語である。

医食同源とは，病気の治療も食事も生命を養い健康を維持するための行いで両者の本質は同じであるという意味である。関連語に「養生」という言葉がある。これは病気の予防というよりは，健康状態を維持または向上するための日々の行いであるというニュアンスが強く，病気の予防に比べて言葉に陽な響きが感じられる。

□**陰陽五行学説**

陰陽五行学説は，陰陽学説と五行学説を結合させたもので，これもまた中医の基本思想となっている。陰陽学説とは，あらゆる現象・事物の二面性を「陰」と「陽」によって体系化したもので，陰および陽をさらに陰と陽に分類していくため，結果的にフラクタル構造が形成される。五行学説は，あらゆる事物をそれらの相互関係を基に五種類の属性，すなわち木，火，土，金，水に分類する理論体系である。具体的な分類の一部を**表1**に示す。ここで注意したいのは，陰陽五行学説の発生からすでに2000年以上経過しており，その間に無数の事例を通して仮説としての陰陽五行学説に対する検証作業が行われてきたことである。この点においては現代科学の研究手法に準じており，膨大な症例の蓄積を有する中医は神秘的な医療法な

□**フラクタル構造**
一つの構造の中に相似な縮小構造が見られる構造で，自己相似構造とも呼ばれる。

表1 五行の分類例
(出典：周春才 絵・文，鈴木博 訳：まんが中国古代の「養生法」，医道の日本社（2001））

五行	五臓	六腑	五官	五形	情志	五味	五色	五化	五気	五方	五季
木	肝	胆	目	筋	怒	酸	青	生	風	東	春
火	心	小腸	舌	脈	喜	苦	赤	長	暑	南	夏
土	脾	胃	口	肉	思	甘	黄	化	湿	中	長夏
金	肺	大腸	鼻	皮毛	悲	辛	白	収	燥	西	秋
水	腎	膀胱	耳	骨	恐	鹹	黒	蔵	寒	北	冬

どではなく，現代の意味において科学的な医療法であるといえよう。

最後に，中国で実際に行われている具体的な医療について述べる。中国では西医の診療と同様に中医の診療もすでに健康保険の対象である。さらに，中医と西医のそれぞれの長所を生かすことを目指した「中西医結合」が中国政府の国策の一つにもなっており，中西どちらの診療を受けるかは患者が選択できる病院もできている。また，中医と西医の両方を修める医師も多い。中医は，中薬（漢方），按摩，鍼灸，気功の四つに大別され，いわゆる「気」の存在が議論の的にもなるが，例えば気功のメカニズムに対する科学的な研究が理工学の各専門分野で進められており，多くの成果が期待できる。科学的には未知の部分が多く残されてはいるものの，**図1**に示すようなごくありふれた早朝の風景を目にすると，健康を大事にする日常的な生活が国民の間にしっかりと根付いている中国こそは，世界一の医療先進国であるとも考えられ，世界各国が見習うべき点も多く見られる。

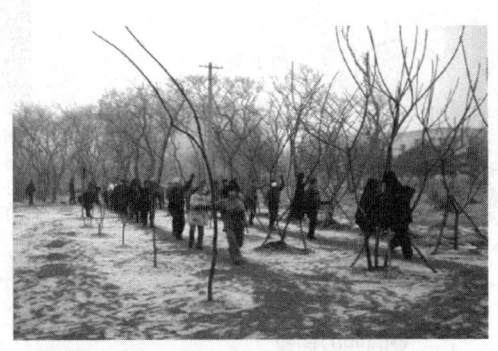

図1 早朝の風景（中国・遼寧省・瀋陽市）

福祉・リハビリ 01
福 祉 機 器
〔比企静雄〕

ポイント

福祉機器とは，心身の機能が低下して日常生活を営むのに支障が生じている人達に，その機能を補うために提供される機器を指す。高齢者や，幼児から成人までの障害を持った人達がおもな対象であるが，機能の低下には一時的な場合もあり，広く一般の人達の社会活動を支援するのに役立つものもある。身体活動の機能を補うためのものが多く，感覚機能や運動機能を補うための補装具や，機能を回復する訓練のための器具なども含まれる。

□感覚機能
□運動機能

解　説

◆障害者用の機器の種類

車椅子や歩行器・杖や手すりなどの移動補助器具，移動式ベッドやベッド関連用品，浴槽やチェアや滑り止めなどの入浴用品，移動式トイレやおむつなどのトイレ関連用品，家具や衣類・靴や調理器・食器などの日常生活用品や介護用品，警報機・緊急通報機・環境制御機器や視覚障害者誘導システムやコンピュータなどのコミュニケーション機器，義肢・補装具やリハビリテーション用具，趣味の道具など，多様なものがある[1]（図1，図2）。

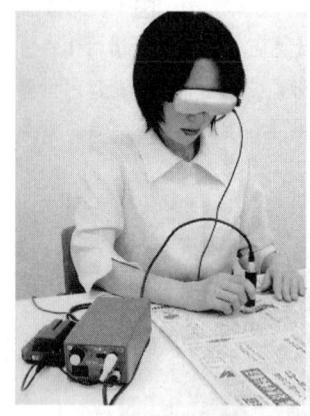

図1　弱視者用のヘッドマウント型拡大読書器（出典：㈱エルモ社）
超小型カラービデオカメラとヘッドマウントディスプレイを組み合わせ，電池駆動で携帯型。頭部に装用する部分は150 g。

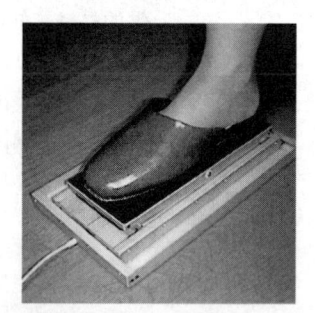

図2　上肢不自由者用フットマウス（出典：㈱第一金属製作所）
足置部の前後左右と傾きの片足だけの操作で，すべてのマウス操作を代行できる。上肢の他の操作と併用することもできる。

◆開発の経費

福祉機器は，重度の障害者を対象としたものから始まって，すで

に数十年の歴史があるが,対象となる障害者の数は,人口全体に占める割合はあまり多くはない。そこで福祉機器の開発には公的な資金による援助が必要で,経済産業省産業技術総合研究所や新エネルギー・産業技術総合開発機構(NEDO)などで制度が立てられて,特に工学と医学の複合領域で特色ある機器の開発がされてきた。障害を補償して普通の生活ができるようにするのは,高度技術の重要な応用課題になるし,開発された技術の波及効果も期待できる[2),3)]。

◆対象者の拡大

障害者のために開発された支援機器には,一般の人達でも高齢になって心身の機能が低下したときに,共通に使うことができるものがすでに多く含まれている。高齢者も共通な対象にできれば,利用者の数は飛躍的に増える。障害をもった人達ももたない人達とまったく同等に活動ができるように社会環境を整えようというノーマライゼーションの理念のもとに,特に建物や道路で障害者や高齢者の活動の妨げになるものを取り除いて,バリアフリーの環境を作る努力も続けられてきた。さらに,一般の人達にとっても生活が便利になるように,支援機器の設計に配慮するというユニバーサルデザインが,近年は主流になってきている。これによって,大きな組織が開発をして,企業化する可能性がでてくる。

□バリアフリー

□ユニバーサルデザイン

◆福祉機器の活用の効果

福祉機器の開発にかける経費が妥当であることを直接的に証明するのは難しいが,間接的な経済的な効果を挙げることはできる。福祉機器の利用によって障害者や高齢者の自活が維持できるならば,医療費や介護にかける人件費を節減することができる。さらに,それによって職業を続けることができるなら,生活費の補助を節減できる。また,障害児にも高度な特殊教育の施設を整備して,十分な教育を受けられるようにすれば,将来普通の人達と対等な経済力を持つこともできる。

参考文献

1) 福祉機器カタログ,第30回国際福祉機器展,保健福祉広報協会 (2003)
2) 高福祉社会をめざして:医療福祉機器技術研究開発制度,日本産業技術振興協会 (1986)
3) 福祉用具の実用化にむけて,新エネルギー・産業技術総合開発機構医療福祉機器開発室 (2002)

福祉・リハビリ 02

装　具

〔高嶋孝倫〕

ポイント
□機能障害

装具とは四肢・体幹の機能障害の代償や軽減を目的として使用する補助器具である。頭部・体幹を支持する体幹装具，手の機能を代償する上肢装具，そして，二足での立位・歩行という人類独特の機能が障害された際に使用される下肢装具がある。装具の使用目的は症例によって異なり，①変形の予防，②変形の矯正，③病的組織の保護，④失われた機能の代償または補助を実現する。

また，装具の用途によって，症状が固定した障害に対して用いられる更生用装具と疾患の治癒までの期間に用いられる治療用装具とに分けられる。これらは構造的には大差ないが費用に対する給付制度の適用が異なる。

解　説

装具が必要となる原因疾患は大別して麻痺性疾患と骨・関節疾患とがある。例として下肢装具を必要とする歩行機能障害の具体的な原因疾患を挙げると脳卒中片麻痺，脳性麻痺，脊髄損傷，骨折などがある。健常者は下肢の靱帯・筋によって股関節，膝関節，足関節を支持して立位・歩行を実現するが，この支持構造が障害された際に失った支持力を下肢装具で補う。装具は体表から力を及ぼすことによって効果を生み，3点支持の原則に基づいた構造となっている。

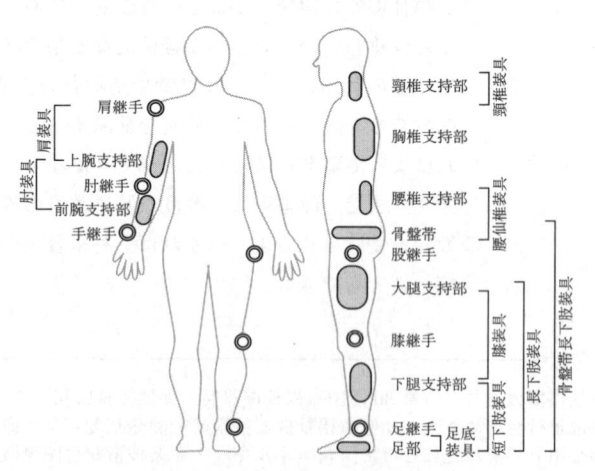

図1　装具名称と構成要素

装具は生体と接する支持部，それらを接続する継手部，そして付属品とで構成され，使用目的と状況によってデザインはさまざまである（図1）。図2は立位歩行機能を補助する下肢装具の例である。図 (a) の尖足には短下肢装具により3点支持を行う。従来型である金属製両側支柱は強固な矯正力を持ち，確実に1自由度に拘束できる。内反がある場合には図 (b) の前頭面での3点支持を行う。他方，プラスチック製は軽量で外観が良いため多用されている。しかし，たわみ式足継手による矯正力はあまり強くはなく，ねじれを生じるため底背屈以外の挙動も生じる。図 (c) は膝折れで立位が困難な場合の長下肢装具による3点支持を示す。

□ 3点支持

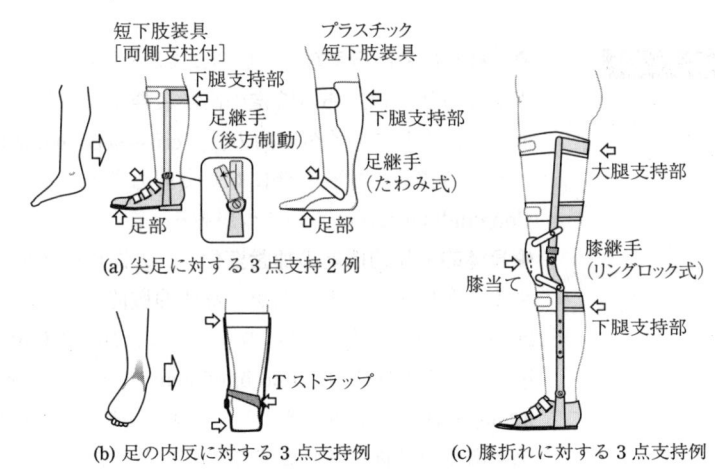

図2　下肢装具の構成例と3点支持

関連項目

現在，おもに用いられている装具は障害のある関節を固定，あるいは制動を行うことによって関節機能の補助が行われており，いわばネガティブな制動といえる。これに対し，研究段階であるが，モータなどによって積極的に駆動力を与え，失われた機能をより実用的に再現しようとする動力装具もある。把持機能を失った手先や歩行機能を失った下肢に装着して高度な機能再現を目指す。

□ 動力装具

参考文献
1) 日本義肢装具学会 監修（加倉井周一 編）：装具学，医歯薬出版（2003）
2) 日本義肢装具学会，日本リハビリテーション医学会 監修（加倉井周一，赤居正美 編）：義肢装具のチェックポイント，医学書院（2003）

福祉・リハビリ 03
高齢者の作業能力・自立支援
〔西口宏美〕

ポイント

□ ICF
ICFとは, International Classification of Functioning, Disability and Healthの略

人間の身体的・知的機能は加齢（aging）とともに変化する。日常生活行動に必要な身体的あるいは知的機能が低下している場合には, WHOの国際生活機能分類（ICF）にも示されているように, 活動の制限（行動能力の低下）や参加の制約（社会的不利）が生じることとなる[1]。よって, 要介護状態の高齢者の生活自立を支援していくには, 身体機能や知的機能の低下状態を客観的に把握し, 活動の制限や参加の制約の原因となるバリア（障壁）を除去する必要がある。

解説

◆加齢変化のとらえ方　加齢による人間機能の変化を把握する代表的な方法には, ある特定の高齢者群を被験者として経時的に諸能力を測定していく縦断的方法（cross-sectional survey）と年齢層の異なる複数の被験者群に対して能力を測定していく横断的方法（longitudinal survey）の二つがある。

◆身体的・知的機能の加齢変化　人間機能が加齢とともに変化することはすでに述べたが, 身体的機能についてはほぼすべてが20代をピークに低下するのに対して, Horn&Cattell（1966）が提唱した「流動性能力（fluid intelligence）と結晶性能力（crystalized intelligence）の知能モデル[2]」では, 加齢とともに低下する能力と上昇あるいは維持される能力とがあるとされる。またThustoneらは,「知能の7因子説」により「記憶能力（M）, 数的能力（N）, 知覚の速さ（P）, 論理的思考力（I）, 語の流暢さ（W）, 空間関係能力（S）, 言語能力（V）」という七つの能力因子を提唱している[3]。

□ 作業パフォーマンス
作業パフォーマンスの評価には, 時間当りの出来高といった量的評価と作業の正確さといった質的評価の視点が必要である。

西口らは, このような能力因子を測定する記述式テストを作成し, 高齢者20名（平均年齢63.1歳）および若年者20名（対照群；平均年齢20.9歳）を対象に実施した[4]。なお設問には4段階の難易度（I→IVの順で難易度が増す）が設定されている。作業パフォーマンスを正解数／問題数〔％〕で算出し, 若年者群に対する高齢者群の作業パフォーマンス比を求めたものを**図1**に示す。これによると, 記憶能力（M）と数的因子（N）においては, 難易度が低い場合には作業パフォーマンス比が高くなり両群パフォーマンスに差はあま

り見られないが，難易度が高くなると差が大きくなる傾向が見られた。これらは流動性能力であり，加齢により低下するとともに，若年者群と比較して難易度に対する柔軟性も低くなる。一方，結晶性能力である語の流暢さ（W）や言語能力（V）では，若年者群に比べて高齢者群の作業パフォーマンスは低いものの，難易度に対する柔軟性はそれほど劣らない。

図1 難易度ごとの作業パフォーマンス比の変化

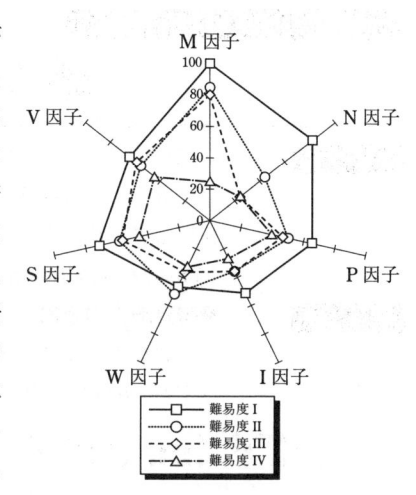

◆**高齢者の自立支援**　日常生活において要介護状態になり，施設や在宅で介護を受ける場合には，介護保険制度，福祉サービス（施設，在宅，訪問，通所サービス），福祉マンパワー（社会福祉士，介護福祉士，訪問介護員，地域ボランティア），福祉支援技術（福祉機器・用具）といった社会資源（social resource）の活用が有効である[5]。

バリアの除去には，残存機能が活用可能であったり，他の機能を代替利用可能な場合には，それらの機能を活用あるいは利用して目的の行動を遂行可能にする機器や自助具・装具などを用いる。また，施設や建築物などの改修が可能な場合には物理的なバリアフリー設計を行うことが有効である。

参考文献

1) WHO 国際障害分類日本協力センター訳：WHO 国際障害分類第2版−生活機能と障害の国際分類（ベータ2案完全版），WHO 国際障害分類日本協力センター（2000）
2) Horn, J. L. and Cattell, R.B.: Refinement and test of theory of fluid and crystallized intelligence, Jurnal of Educational Psychology, 57, pp.253 〜 270 (1966)
3) Thurstone, L. L. and Therstone, T. G.: Factorial studies of intelligence, University of Chicago Press (1941)
4) 西口宏美：高齢者の諸能力に関する人間工学的考察，経営工学研究，pp.51 〜 56（2000）
5) 百瀬　孝，和田謙一郎 編：改訂版ケアマネジメント−社会資源の活用と介護支援サービス，建帛社（2004）

福祉・リハビリ 04

感 覚 代 行

〔比企静雄〕

ポイント

視覚を通して画像情報を取り入れる機能や，聴覚を通して音響情報を取り入れる機能などに支障がある場合に，本来とは別の感覚を利用して，特に文字や音声による言語情報を補う方策を，感覚代行（sensory substitution, augmented communication）と呼ぶ。

解 説

◆視覚障害の場合

□点字

触覚を通して文字情報を得るためには，簡略な図形の形式にした点字が，1825年に Braille（仏）の提案以来広く使われてきた[1]（図1）。

ブライユ（Braille）は1825年に世界共通の六点式点字を作った。

図1 仮名と英数字の点字に六点式漢点字を組み合わせた表記の例（出典：長谷川貞夫：点字情報処理における漢字入力と自動点訳，コンピュートピア，12（1978））

また，凹凸を付けた印刷技術によって，地図などの図形情報も触覚から取り入れることもできる。

□オプタコン
□合成音声

印刷文字を小型テレビカメラで写して振動子行列の上に表示して指先で読む装置（Optacon：オプタコン）も，1970年代から視覚障害者の教育や職業にまで役立ってきたが，近年は文字を合成音声で読み上げる技術に取って代わられた。

聴覚から得られる情報によって，文字に代わる音声や日常生活に役立つさまざまな音も利用している。さらに，時計や電卓や体温計などの日用品の数値表示を人工的な音声で知らせる補助機器も多数ある。テキストからの音声合成の技術は，視覚障害者のコンピュータの利用にも，音声認識の技術と組み合わさって，非常に役立っている。

◆聴覚障害の場合

□読唇

聴覚障害の場合に，話し手の口形の変化から言葉を読み取る，いわゆる読唇が使われているが，伝わるのは音声情報の一部分にすぎない（図2）。図2は日本語で読み取れる子音の口形である。特有な唇の輪郭や口の中の舌の見え方（線の図形）で始まって，各段の

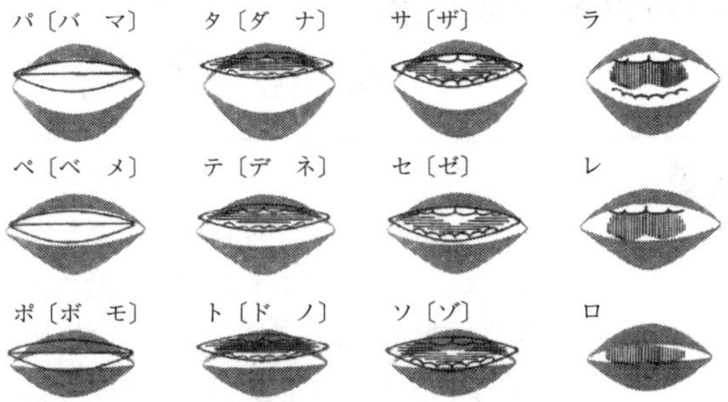

図2 読唇で読み取れる子音の音節

母音の口形（網掛けの図形）へ移る。濁音や鼻音になっても区別がつかない。聴覚障害児の発話の練習のためには，音声の音響分析的な情報を視覚的に表示する方法がとられている。

□手話

音声に対応する仮名文字を手指の形で表す指文字や，単語や文を手の形や位置や動きで表す手話も，聴覚障害者に広く使われている[2]。ろう者の社会の中だけで使われていた手話は，日本語の音声や文字で表す言語とは，語彙や文法が異なり，伝統的手話と呼ばれる。これとは違って，聞こえる人たちと交流するために，音声とできるだけ対応するように同じ単語と構文構造を持たせた新しい手話が使われるようになり，同時法的手話と呼ばれる。

□字幕挿入

テレビ放送やビデオなどの音声を，聴覚障害者用に文字に変換して画面に挿入する（字幕挿入）のには，用意した文字を提示する期間を音声と同期をとって自動的に調節する方式や，英語からの自動翻訳と組み合わせて実時間で提示する方式なども試みられている。

◆視覚と聴覚の重複障害の場合

視覚も聴覚も使えない場合には，話し手の口元に手を触れてことばを感じ取る方法（Tadoma method：タドマ法）は，ヘレン・ケラーも使った。ローマ字や仮名文字を掌に書く掌文字は古くからあるが，近年は点字の形式で書く掌点字も使われる。

これらの感覚代行のさまざまな手段は，視覚や聴覚に障害がない場合でも潜在的に使われているものも多い。

参考文献

1) 文部省：点字学習指導の手引，東山書房（1978）
2) わたしたちの手話，日本ろうあ連盟（1969）

福祉・リハビリ 05
補聴機器
〔比企静雄〕

ポイント

聴覚では，空気の分子の振動である音波を，外耳の耳介で前方からだけの音波を集め，外耳道で重要な周波数成分を共鳴によって少し強めて，その奥にある鼓膜を振動させる。中耳では，この機械的な振動に変換された音波を，鼓膜の内側に付いている耳小骨の連鎖が，梃子の働きで力を強くしながら，内耳の蝸牛の前庭窓に伝える。内耳では，蝸牛の管を満たしているリンパ液が振動して，その中にある感覚細胞が神経パルスを発生して電気信号に変換して，聴覚神経を通して大脳に音の情報を伝える。これらの機能に障害がある場合に，音波を増幅したり，機械的な振動や電気信号に変換したりして伝わりやすくするために，さまざまな補聴機器がある。

解説

◆補聴器

□補聴器

音波の振動を内耳まで伝える機構が働かない伝音性の障害は，鼓膜や耳小骨を修復して回復できる場合もあるが，内耳で神経パルスを発生する機構が十分に働かない感音性の障害は，感覚細胞を再生することはできない。いわゆる補聴器は，音波をマイクロホンで受けて電気的に増幅し，イヤホンで大きな音にして，伝音機構の障害や感音機構の障害を補う。近年の電子回路技術の進歩によって，補聴器は小型になり，個々の聴覚障害の特性に合うように多機能になったが，ディジタル信号処理が取り入れられていっそう高性能になってきた[1]。これらを有効に活用するためには，補聴器の音響特性を各装用者に厳密に合わせることや，両耳に装用して方向感覚を得ることや，イヤホンの耳栓を調整して外耳からの音の漏れを防ぐことや，磁気検出コイルやライン入力端子を利用して音源の音量を適切にすることなどの配慮が必要である。

◆人工中耳

□人工中耳

このような空気中の音波を介しての気導レシーバでなく，頭蓋骨に直接に機械的な振動を伝える骨導レシーバで内耳のリンパ液を振動させる方式もある。また，振動子を蝸牛の前庭窓に接触するように中耳に埋め込んで，直接にリンパ液を振動させる方式が日本で開発されており，人工中耳（artificial middle ear）と呼ばれている[2]。

◆人工内耳

□聴覚神経
□人工内耳

　蝸牛の感覚細胞が働かない，いわゆる聾の場合には，音響的あるいは機械的な振動を大きくする従来の補聴器や人工中耳はまったく役に立たなかった。これに対して，音波の電気信号を，蝸牛に植え込む手術をした微細な電極を通して，直接に聴覚神経の末端を刺激して大脳に伝える方式を，人工内耳（artificial inner ear，コクレアインプラント cochlear implant）と呼ぶ[3]。1980年代から欧米諸国やオーストラリアで開発が進められ，すでに世界で数万人を超す聾者が装用して，日常生活に役立てている。人工内耳を使って職業についている人も多い。言語習得のためには早期から装用するのがよいので，年々，幼児に広がってきている。現在のところ20チャネルぐらいのリング状の電極をはめた細い軟らかい棒状のものを，蝸牛の管に挿入する。本来の2万本以上もある感覚細胞の周波数分解能にはとても及ばないが，蝸牛の中での電極のチャネルの配置に合わせて電気信号を適切に割り当てると，かなり言葉を聞き分けることができる。特に，読唇と併用するとさらに言葉の理解が向上する。
（図1，図2）

□感覚細胞

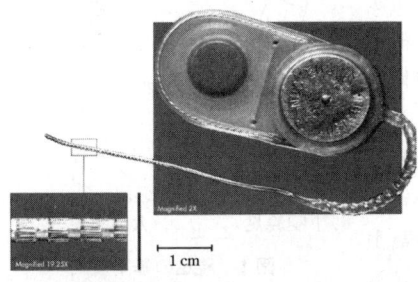

右上：皮膚の内側に埋め込む2次コイルと，左へ伸びたのは蝸牛に渦巻いて挿入する電極。左下：リング状の電極の拡大図。

図1　人工内耳の体内の装置
（出典：㈱日本コクレア）

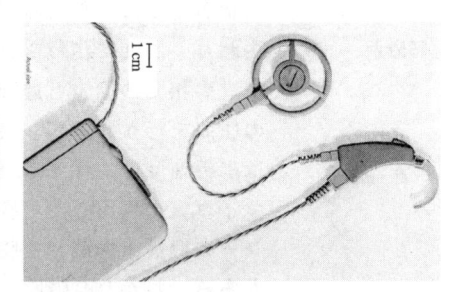

右：耳掛型のマイクロホン。左：信号処理回路。中上：耳の後ろの皮膚の外側に当てて電気信号を伝える1次コイル。

図2　人工内耳の体外の装置
（出典：㈱日本コクレア）

参考文献

1) 補聴器研究開発強化事業報告書（関連技術動向編），テクノエイド協会（1995）
2) Middle Ear Implant: Implantable Hearing Aids, J.-I. Suzuki, editor, Advance in Audiology, 4, Karger (1988)
3) 船坂宗太郎：回復する聾－人工内耳で聴覚は蘇る－，人間と歴史社（1996）

福祉・リハビリ 06

義足・義手

〔高嶋孝倫〕

ポイント

義足・義手（義肢）は切断により四肢の一部を欠損した場合に，元の手足の形態および機能を復元するために装着・使用する人工の手足である。義足は立位・歩行機能を復元する目的がある。義手は手の機能を復元するが，ヒトの手で行う動作をすべて再現するのは困難であり，その一部を可能にするのみである。現在普及している多くは形態のみを復元したいわゆる装飾用の義手である。

解説

□ソケット

切断された手足の末端を断端と呼び，ソケットをインタフェースとして義足・義手が装着される。ソケットの形状は個々の切断者によって異なり，断端の収納と運動の伝達機能を持つ最も重要な構成部品である。残存する関節の運動を義足・義手に伝達して失われた運動機能を再現する。

□義足足部

下腿義足は失われた足関節・足部の役割を義足足部によって代償することで歩行する。大腿義足ではさらに膝関節が失われ，これに代わる膝継手で立脚相での固定と遊脚相での屈曲を行う（図1）。最近では歩行速度に追従するためにマイコンを利用した可変式ブレーキ機構を内蔵した膝継手もある。しかし，階段を昇る

□膝継手

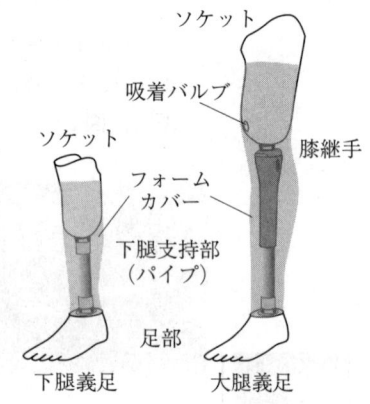

図1 義足の基本構成

などといった膝継手自体にパワーを持つ膝継手はエネルギとアクチュエータの問題から研究段階であり，現在は実用化されていない。

人の腕の自由度は指を含めて27自由度であり，これによって多様な運動機能と目的動作を実現する。しかし，義手パーツで再現できるのは把持，つまみ，押さえ，ぶら下げといった基本動作であり，これらを応用して日常生活動作が行われる。目的に応じて手先具を交換する必要があり，人の手のように何をするときも同じ手でできるというわけにはいかないのが現状である。現在，多く用いられて

いるのは装飾用義手であり，外観を補い，機能的にはものを押さえたり，ぶら下げたりといったことのみである。

関連項目

パラリンピックなどの 100 m 走では下腿義足で 11 秒台，大腿義足で 15 秒台である。切断者の身体能力が高いことが必要条件であるが，走行専用の義足を用いることでこのような好記録が生まれる。特徴は地面を蹴り出す際の下腿三頭筋に換わるバネを持っていることであり，効率を高めるために先端部分のみを接地するため通常歩行は逆に困難となる。

□ 筋電義手

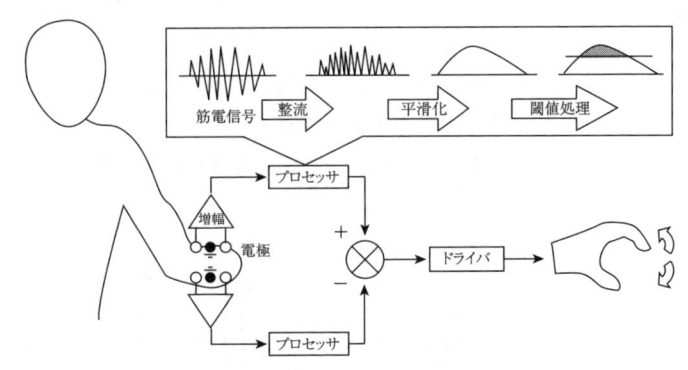

電動義手とはモータで手指部を駆動する義手の総称であり，メカニカルスイッチを利用したものもある。特に断端に残存する筋の筋電を利用して駆動の ON-OFF 制御を行うものを筋電義手という。システム概要を図 2 に示す。

切断端の残存筋から活動電位を表面電極で検出し，増幅，整流，平滑化，閾値処理を行い手先具の開閉をコントロールする。

図 2　筋電義手のシステム概要

参考文献

1) 日本義肢装具学会監修（澤村誠志 編）：義肢学，医歯薬出版（1988）
2) 藤本浩志：動力義足による階段歩行支援（ヒューマン・インターフェースの観点から），計測と制御，37, 1（1988）
3) 早稲田大学ヒューマノイドプロジェクト 編：人間型ロボットの話，日刊工業新聞社（1999）
4) Blumentritt S, Scherer H. W., Wellershaus U, Michaelm J. W.: Design Principles, Biomechanical Data and Clinical Experience with a Polycentric Knee Offering Controlled Stance Phase Knee Flexion: A Preliminary Report, Journal of Prosthetics and Orthotics, 9, 1, pp.18 〜 24 (1997)

福祉・リハビリ 07

歩行補助機器

〔高嶋孝倫〕

ポイント
□機能障害
□支持基底面

解説

杖，歩行器，歩行車などの総称であり機能障害によって歩行が困難になった症例に対し，患肢への荷重を免荷する目的，および不安定な歩行を安定化する目的で用いられる。つまり，支持基底面を拡大し，安定性を増すために用いられる。不安定な歩行のバランス改善，荷重面積の増大・再配置，下肢荷重負荷の軽減，感覚入力の補助，歩行速度アップの補助を実現する器具である。

杖には一般的なT字杖の他に床面に接する脚が3点以上に分岐した多点杖，前腕を支えるカフを持ち，てこの原理を応用したエルボークラッチ（ロフストランドクラッチ）などもある。歩行器は左右のフレームが交互に動くものと固定のものとがあり，グリップ以外に体を支える部分はない。歩行車は左右フレームに車輪を有しており，使用者はその間に立ってフレームのハンドグリップまたは肘当てで体重を支えて移動する。

T字杖を使用した際の支持基底面は通常の歩行と比較して**図1**(a)

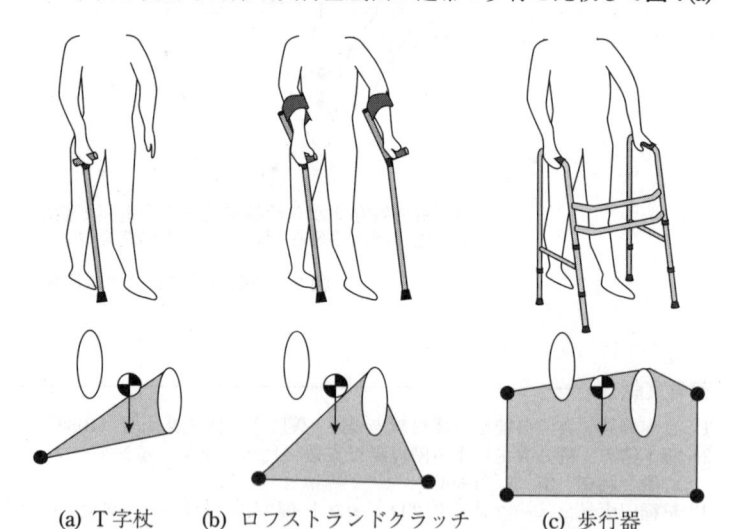

(a) T字杖　　(b) ロフストランドクラッチ　　(c) 歩行器

網掛け部分が支持基底面であり，体重心位置がこの中にあれば安定と考えられる。面積に比例して安定性・安全性が高い。

図1 代表的な歩行補助器具と支持基底面の比較

に示すように拡大され，図 (b) に示すロフストランドクラッチではさらに広がる。また，図 (c) に示す歩行器は機器のみでも広い支持基底面を持つことから高い安定性を供給し，運動麻痺や感覚麻痺が高度で立位・歩行バランスが悪い症例にも使用できる。しかし，多くは病院や施設内で使用され，床面が平坦に作られている場所で有効性を発揮するものであり，自宅や屋外での使用は実用的とはいえないのが現状である。

関連項目
□歩行支援機器

歩行支援機器として電動アシストされた歩行器も開発されており，パーキンソン病の加速歩行や脳卒中片麻痺歩行などの特徴ある異常歩行パターンに対して，慣性質量や粘性抵抗などのアシストパラメータを調整することは個々の安定した歩行を支援するために有効となる。また，高齢者が歩き続けることの意義を身体的・精神的な面からの健康維持・向上効果ととらえ，左右独立に制御された2ベルト歩行面，介助装置，映像装置で構成される歩行訓練機が製品化されている（図2）。いずれも日常生活支援ではなく，リハビリテーション支援である。

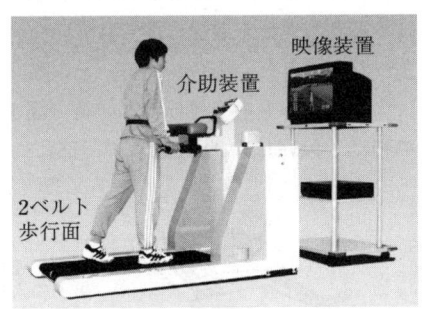

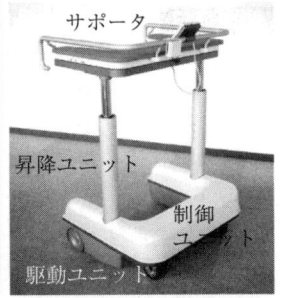

図2　歩行訓練機 PW-10（左），歩行支援機（右）（出典：㈱日立製作所）

参考文献

1) JIST0102，福祉関連機器用語［リハビリテーション機器部門］，JIS ハンドブック高齢者・障害者，pp.147～178，日本規格協会（2003）
2) 赤居正美，（加倉井周一，赤居正美 編）：歩行補助具，義肢装具のチェックポイント，pp.313～319，医学書院（2003）
3) 竹内郁雄，柄川　索：歩行支援機器の開発，日本ロボット学会誌，21，4，pp.385～389（2003）

福祉・リハビリ 08

福祉車両

〔並木　勉〕

ポイント

自動車は障害者・高齢者が物理的制約を受けずドア・ツー・ドアの特性を活用することができるため，日常生活を営むうえで欠くことのできない移動手段として大きな役割を果たしている。

解説

自動車は健常者の使用を前提に大量生産されているため，「身体障害者用自動車」なる特殊な専用の車は存在しない。したがって，障害の内容と程度によっては，既存の車を運転する際，運転姿勢が保てないまたは保ちにくい，あるいはハンドルなどの主装置を操作できない場合がある。その際，道路においてこの車本来の性能を引き出せるように，障害の程度や内容により，何らかの方法で補う手段が必要となる。それにはベース車両の一部を交換するか部品の増設が必要となる。

□**送迎用自動車**

送迎用自動車は昭和40年ごろから自動車メーカーが開発・販売していたが，平成6年ごろまでは施設等法人需要が主であった。個人需要が伸びたのは平成6年以降で，特に小型車に乗降用のスロープなどを付けた車種が発売され毎年堅調に伸び続けている。

関連項目

量販車は障害者の運転を前提に作られていないので，操作が困難あるいはまったくできない場合がある。その際，何らかの工夫で操作を可能にするためのものを運転補助装置（**図1〜図3**）と呼んでいる。この補助手段には，①自動車の一部について改造ないしは

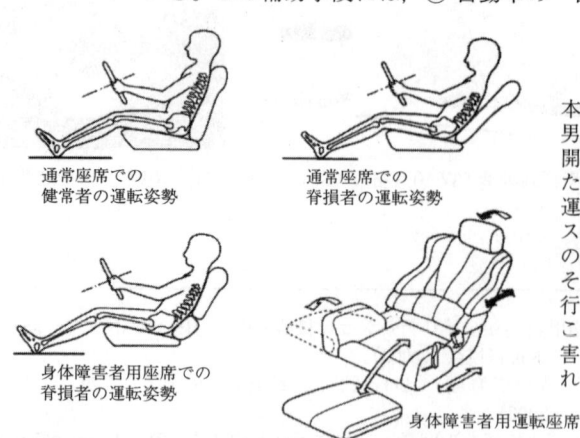

通常座席での健常者の運転姿勢

通常座席での脊損者の運転姿勢

身体障害者用座席での脊損者の運転姿勢

身体障害者用運転座席

本来，運転座席は成人の男子の人体寸法を基準に開発されている。下肢または体幹に障害があると，運転作業中の体幹バランスとハンドル等の主装置の操作性が安定しない。その結果，速度調節と走行位置が不安定になる。この解決を目的に身体障害者用運転座席が開発された。

図1　身体障害者用運転座席

① 旋回装置　② 手動装置
③ チェンジレバー
④ ハンドブレーキ

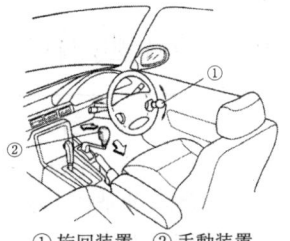

① 旋回装置　② 手動装置

両下肢に障害があり既存のアクセルペダルとブレーキペダルを直接操作することができない場合，片上肢で当該装置を操作し間接的にアクセルペダルとブレーキペダルの操作をする補助装置である。この補助装置にはコラムタイプとフロアタイプの二つの型がある。

図2　手動装置　コラムタイプとフロアタイプ

手掌型　　輪型　　ノブ型　　つづみ型　　T字型

この装置は，上肢に障害がありハンドルの保持と操作が確実にできない場合，安全性と操作性を補う目的に使用するものである。

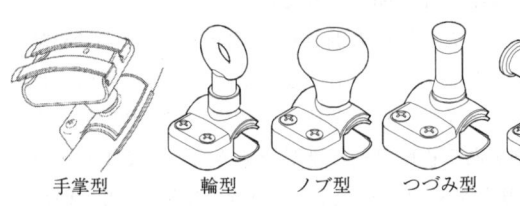

図3　ハンドル旋回装置

□ **運転補助装置**
手動装置およびハンドル旋回装置・身体障害者用運転座席などがある。

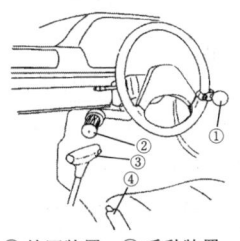

いる。この補助手段には，① 自動車の一部について改造ないしは車に補助装置を取り付ける方法，② 運転者の体に特殊な装具を装着する方法，③ 上記①と②の併用がある。

これらの装置は昭和30年代後半，障害の程度は軽度で，かつ排気量は360cc以下に限定されていた時代に，クラッチ等のペダルを「踏む」操作を「手で押す」道具を後付けするところから始まり，基本的な仕組みは今も同様である。

対して障害の重度多様化，免許条件の緩和，車両性能と道路環境の進化，生活の夜型化等により運転環境は激変した。しかし運転補助装置の流通をみると，操作の方法や価格の違い程度の情報で，おもに自動車ディーラー経由で普及し，装置の名称すら統一されていない。さらに，自動車と運転補助装置の適応と選択に関わるシステムなども存在しないため，障害内容に適した自動車や運転補助装置の選択および運転に関する具体的な指導や助言のできる専門職を養成する必要がある。

参考文献

1) 国立身体障害者リハビリテーションセンター 監修：身体障害者・高齢者と自動車運転－その歴史的経緯と現状－，pp.85～89，中央法規出版（1954）

福祉・リハビリ 09
車いす・電動車いす
〔高嶋孝倫〕

ポイント

車いすは下肢や体幹の障害や老化により長時間の自力歩行が困難な人に対する移動手段である．車輪の転がり抵抗が小さいことを利用し，上肢筋力での操作を可能にすることで障害者の移動能力を安全に向上させる．上肢機能に障害がある場合には電動車いすが用いられ，機械部品と電子制御を組み合わせて障害に応じた多種多様な機能を備えたものが研究・開発されている．

解　説

車いすは自走用と介助用に大別され，機能別では片手で駆動できるものやリクライニング可能なものなどがある．数段階の大きさに製作されたレディメイド，使用者個人の体格に合わせたオーダーメイド，寸法調整がある程度可能な部品を組み合わせるモジュラーの

□残存能力

3種類がある．車いすの使用に際し，使用者の体格，障害，残存能力，使用環境などを考慮して，形式，機能などを選択しなければならない．また，車いすの寸法は原則的に使用者の体格を考慮して個々に決定されるべきである．車いす・電動車いすのおもな構成要素を**図1**に示す．これらの他に使用環境や目的に応じてさまざまな部品が追加される．

フレーム材料はアルミ合金が主で，比強度が大きいチタンなども用いられる．CFRP製スポークを用いた外見が良いものや，キャスターに段差を乗り越えやすく，衝撃を吸収するサスペンション機能を付加したものもある．多くの車いすが折りたたみ可能で，自動車などへの搭載性が考慮されている．

使用者は車いす上で長時間座位をとるが，下肢の感覚障害などを合併する場合もあるので，坐骨，仙骨部などの骨突起部に褥瘡(じょくそう)をつくる危険性がある．予防のために座面の圧分散を目的としたさまざまな性能の車いすクッションが用いられる．

電動車いすの操作はジョイスティックなどにより，使用者が随意的に動かせる体の動きを利用して行う．手足で操作が行えない場合には，顎で操作するチンコントロールや頭部の向きを磁気センサな

□自立移動

どにより検出して操作する方法など，重度障害者にも適応し，自立移動を可能にするためにさまざまな技術が応用されている．入力信

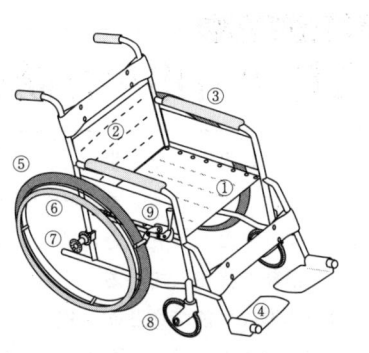

番号	部品名	解説
①	シート	幅：座位時のでん部幅 +2～5 cm 前座高：下肢長 +5～8 cm 後座高：前座高 −4 cm程度 シート長：大腿長 −5 cm
②	バックレスト	高さ：座面から腋窩の距離 = 5～8 cm 角度：90～95°
③	アームレスト	高さ：座位でひじを90°屈曲した際のひじの高さ
④	フットレスト	最低地上高：地面から5 cmを確保
⑤	駆動輪	径：22，24インチが多い 駆動輪幅：広いと安定するが自重が増加する キャンバ角：−5～0°
⑥	ハンドリム	握力が弱い場合にはゴム巻き，ノブ付などを選択
⑦	駆動輪軸	位置：通常はバックパイプ中心 駆動効率・旋回性を考慮してオフセットする
⑧	キャスタ	操舵を行う小車輪
⑨	ブレーキ	トグル式とレバー式がある

図1　車いす・電動車いすの構成要素

号はコントローラで処理されモータを PWM 制御するのが一般的である。

競技用車いすは軽量化と走行性能の向上が図られている。車いすマラソン用では前輪直径を大きくし，フレームを前後に長くすることで直進性を，車いすバスケット用では後輪のキャンバ角を大きくとり，キャンバスラストを増加させることで旋回性を向上させるなど，それぞれ競技の特色に合わせた設計が行われている。

関連項目
□競技用車いす

参考文献

1) 日本整形外科学会・日本リハビリテーション医学会 監修：義肢装具のチェックポイント（第6版），pp.284～312，医学書院（2004）
2) テクノエイド協会：車いすの選び方（2003）
3) 日本規格協会，JIS T 9201 手動車いす（1998）

福祉・リハビリ 10
視覚障害者用歩行誘導システム
〔髙嶋孝倫〕

ポイント

視覚障害者の安全な歩行を誘導するために，街にはさまざまな機器が設置されている。それらの機器は視覚障害者が歩行する際にランドマークとして利用されるものが多く，触覚もしくは聴覚を利用して情報を提供している。それらの機器はどれも設置されている周辺の誘導は可能であるが，視覚障害者の移動範囲のすべてを単体でカバーすることはできない。視覚障害者の移動を，その出発地から目的地まで安全に誘導するためにはこれらの機器を経路内にうまく組み込む必要がある。

解説

□**視覚障害者誘導用ブロック**

視覚障害者の歩行を誘導する機器として街中に設置されているものには，視覚障害者誘導用ブロック（以下誘導用ブロックと記す）や音響信号機，盲導鈴などがある。これらの機器は視覚障害者が歩行する際のランドマークとして利用されている。

誘導用ブロックは歩道や駅ホームに敷設されている突起のついたおもに黄色のブロックで，進行方向を示す線状ブロックと，注意する箇所を示す点状ブロックの2種がある。さまざまな形状の突起を持つブロックが敷設されていることによって視覚障害者に混乱を生じさせていたため，2001年にJISで規格化された。

線状ブロックは1枚に4本以上の突起を75 mm間隔で配列させ，点状ブロックは300 mm四方以上の大きさで5×5列以上の点状突起を55〜60 mm間隔で配列させること，突起の高さは5 mm（許容差+1 mm）とすること，などが定められており，定格寸法はない。さらに最近ではブロックに電子情報機器を埋め込むことによって，より多くの情報を用いて視覚障害者を誘導しようとするものが開発されてきている。

□**音響信号機**

音響信号機は歩行者用の信号が青になったことを視覚障害者に知らせるために設置されている。音響信号機には「とおりゃんせ」，もしくは「故郷の空」の流れるメロディ式，「ピヨピヨ」，もしくは「カッコー」と流れる擬音式の二種がほとんどで，警視庁交通規制課によると2003年の時点で，全国にメロディ式が約2 200基，擬音式が約9 800基設置されている。

これらの機器はどれも単体で用いるだけでは視覚障害者を出発地から目的地まで安全に誘導することはできない。今回紹介した機器をうまく街中に配置し，全体で一つのシステムとすることではじめて視覚障害者を安全に誘導することができる。また，ここで紹介した機器が設置されている場所は視覚障害者以外の人も通行する。そのため彼らへの配慮や彼らの視覚障害者や機器に対する理解も必要となる。このような配慮の例として，例えば音響信号機は夜間には音を小さくする機能をつけるとか，誘導用ブロックは雨天時に滑りにくい素材を用いるなどといったことが挙げられる。

関連項目
□触知図

　触知図は指で突起を触って読むための地図で，最近多くのターミナル駅に設置されている。触知図では視覚障害者が指で触ってわかるように地図情報が凹凸で表現されており，凸部の形状を線，面，点と使い分けることでさまざまな情報を表している。最近では音声による案内を加え，より多面的な誘導システムの開発や印刷技術のによってパンフレットなどに突起をつけた携帯型の触知図もある。

□携帯型電子
　情報端末

　また，近年では携帯型電子情報端末を用いた視覚障害者の誘導機器も開発されている。それらは白杖や携帯用の端末などで，街中に設置された端末から情報を取り出し歩行時の手がかりとするというものである。しかしこれらの機器に関しては統一の規格がなく，メーカごと自治体ごとにさまざまな形式の端末が用いられているため，混乱もある。

参考文献

1) 末田　統：視覚障害者の誘導について，国際交通安全学会誌 (IATSS), 28, 1, pp.48～55 (2003)
2) 国立身体障害者リハビリテーションセンター，日本盲人会連合：リハビリテーションマニュアル 13 視覚障害者誘導用ブロック (2003)
3) 国土技術研究センター 編集・発行，国土交通省 道路局企画課 監修：道路の移動円滑化整備ガイドライン，大成出版社 (2003)
4) 警視庁交通規制課，音響信号機等に関する Q & A (http://www.npa.go.jp/koutsuu/kisei/)
5) 岩橋英行：白浪に向いて 三宅精一を語る，安全交通試験研究センター (1983)
6) 田中直人，岩田三千子：サイン環境のユニバーサルデザイン 計画・設計のための 108 の視点，学芸出版社 (1999)

福祉・リハビリ 11
介護支援機器
〔髙信英明〕

ポイント

介護者の補助・代替，または被介護者の補助を行うのが介護支援機器である。そのため，介護支援機器の設計においては，ヒトそのものを知ることが必要不可欠となる。

そのさきがけとなった学会として，バイオメカニズム学会（http://www.sugano.mech.waseda.ac.jp/biomech/）がある。前身の人工の手研究会が1966年に発足し，1973年にバイオメカニズム学会と改称された。

また，生活支援工学会（http://www.jswsat.org/）は2000年に設立された。発足間もない学会ではあるが，生活支援工学という新しい分野を拓く点で注目に値する。

その他にもヒトを計測・解析する試みはバイオメカニクスをはじめとして多々行われており，介護支援機器はこれらの分野の研究成果を基礎として，より被介護者・介護者に役に立つ機器を開発することを目的としている。

解　説

□介護支援

介護支援は，物理的に被介護者を支援する場合，情報的に支援する場合，その他の3種に分類できる。物理的支援の場合には，介護者が行っている動作が，被介護者にとって最適な動作となっているかという主観的要素の大きい評価から始まり，被介護者と機器との接触部分・駆動部分・センサ部分の設計へと進んでいく。また，情報的支援の場合は画面・音声などのヒトの五感に知覚可能な情報を提示することにより，被介護者の快適な生活を支援するための情報提示方法・タイミングその他を設計することになる。いずれの場合も，テストした結果を次バージョンの設計に反映させることが重要である。

以上のように，介護支援機器には実にさまざまな機器が含まれる。そこで具体例として，2006年の福祉工学シンポジウム講演論文集（主催：日本機械学会）における介護支援関連のテーマを列挙すると，以下のようになる。

・車いす支援システム
・歩行支援システム

- 起立・歩行支援
- リハビリテーション機器の開発
- 上肢訓練，下肢訓練，リハビリテーション
- 四肢機能およびその支援
- 身体機能，活動力の維持と向上

　これらの他にもパワーアシスト，食事支援機器など多くの介護支援機器が報告されている。これらに共通する重要事項として，被介護者からのフィードバックが必要不可欠である点が挙げられる。定性的な評価になりやすい介護支援動作をいかに定量的・客観的に表現できるかが，今後の支援機器設計に大いに役立つであろう。

　また，支援機器の設計においては，「機器の色」も重要な要素である。一般的に工学機器は金属色をしている。しかしそのままでは被介護者にとっては違和感がある場合が多い。医療器具に白色が多いのは，清潔性が求められるからと思われるので，支援機器の色はその使用場面に応じて設計することが必要であろう。

関連項目

　福祉機器に関する展示会として1974年から開催されている国際福祉機器展（http://www.hcr.or.jp/exhibition/）には多くの機器が展示されている。国際福祉機器展における機器の分類はリハビリ機器, 義肢・装具, 施設用設備・備品, 建築・住宅設備, コミュニケーション機器, 日常生活用品（家具, 食事, 衣類）, 入浴用品, ベッド用品, 福祉車両, おむつ用品, 移動機器（車いす, リフト）, 情報（出版物）, トイレ用品, 住宅・施設サービス経営情報システム, 防災用品, 介護予防機器の多岐にわたっている。

　本項目で紹介した介護支援機器と，介護用ロボットはたがいに強い結びつきを持つ。それらは目的とする「介護」に対する積極的なアプローチの具体例である。介護あるいは福祉を支援する機器に興味のある方は，介護用ロボットの項目も参考にされたい。

　介護は，人を人として考えることが大前提となり，機器中心ではなく「人間中心」であることがきわめて重要である。そのためには機器の研究開発のみではなく，地域・家族・行政間の有機的で温かい連携が必須であろう。

福祉・リハビリ 12
介護用ベッド
〔増本憲泰〕

ポイント

介護用ベッドとは，用語に対する明確な定義は存在しないため，文字どおり介護に用いるためのベッドであると理解してよい。しかしながら，介護保険の対象となるベッドという観点では，背板の角度が調整できサイドレールが取り付け可能なベッドが介護用ベッドとして解釈されている。特別養護老人ホームなどの福祉施設で利用されているいわゆる介護用ベッドは，療養ベッド，特殊寝台などとも呼ばれ，被介護者と介護者双方のニーズに合わせていくつかの特殊な機能が装備されている。ここでは，電動機構が装備された介護に用いるための特殊なベッドを介護用ベッドと称し，その概要を述べる。

□特殊寝台

解説

介護用ベッドの外観は，図1に示すように台車を基本構成要素とし，ニーズに合わせて付加可能なサイドレールをオプションと考えることができる。大きな特徴は床板に見られ，床板の背もたれ部や膝部に傾斜を与える機能や床板の高さを調節できる機能を持つ台車が普及している。前者は被介護者の手術後の順調な回復を助けるために必須な機能であり，後者は介護者の体力的負担を軽減するための機能であるといえる。サイドレールは被介護者の動作補助器具として，形状，個数，設置場所をニーズに合わせて選択できる。

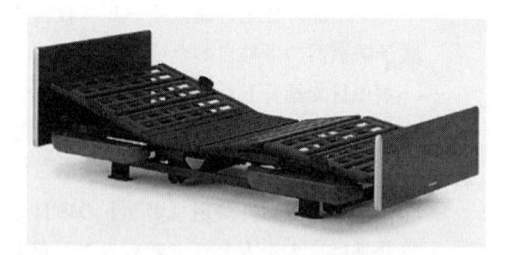

図1　介護用ベッド（出典：パラマウントベッド㈱）

介護用ベッドは被介護者と介護者の双方が利用するものであるため，双方の立場から設計されることが重要である。被介護者が求めるベッド（台車）とは，転落時にけがを防止できる超低床ベッド，寝返りができる程度に床面の幅が広いベッド，立ち上がる際の補助

器具としてサイドレールが装備されたベッドなどが挙げられる。一方，介護者にとって使いやすいベッドとは，被介護者を抱き上げやすいように床面がある程度高くサイドレールが付いていないベッド，被介護者の背中に手を回しやすい床面の幅が狭いベッドなどであり，これらは被介護者のニーズに反したベッドである。したがって，両者のニーズが異なる部位は電動機構などによって調節や着脱が可能なベッドが必要とされる。

□褥瘡

その他の注意点としては，床ずれ（褥瘡）防止対策が非常に重要で，台車とマットレスの両面からの対策が考えられるが，マットレスで対応するケースが多いようである。また，被介護者がサイドレールに手足を挟んでけがをするトラブルや，ナースコール用のケーブルが首に巻き付くトラブルなども現場では起こっており，機械では解決できない細やかなケアも必要不可欠である。

高齢化社会を迎えた日本においては，被介護者の増加に合わせて介護用ベッドの出荷台数もこれからますます増加していくものと思われる。介護用ベッドの年間出荷台数は，全日本ベッド工業会によって集計された生産実績の推移（**表1**）より推察できる。また，介護用ベッドのみに関しては，日本福祉用具・生活支援用具協会（JASPA）でも調査資料を入手できる。しかしながら，機械に頼るケアは最小限に抑え，人間によるケアを主とした介護を実践することが被介護者と介護者の双方にとって有益であると思われる。

表1 5か年生産実績推移（全国実績）

(単位：台)　　　　　　　　　　　　　　　　　　　　〔全日本ベッド工業会〕

	2001年	2002年	2003年	2004年	2005年
普通ベッド（フレーム）	1 358 745	1 141 088	1 008 030	904 744	937 770
療養ベッド（一般フレーム）	6 140	6 408	6 307	4 933	4 370
療養ベッド（特殊フレーム）	330 254	336 185	327 805	340 478	332 580
療養ベッド（SPマットレス）	34 065	36 318	31 081	10 767	13 060
療養ベッド（その他マットレス）	348 335	359 717	365 543	375 694	339 780

福祉・リハビリ 13
介護用ロボット
〔髙信英明〕

ポイント

　　介護用ロボットには，さまざまなものが提案されている。例えば福祉工学シンポジウム（主催：日本機械学会）において発表された介護・福祉ロボットの論文を挙げると下記のようになる。
- 近接したロボットに対する人間の心理的動揺
- 更衣介助を目指したロボット指
- ジェスチャと音声によるロボット操作
- 遠隔操作を用いたロボット介在リハビリ
- ロボット型歩行訓練機

などがあった。

解説

　　介護・福祉ロボットに関しては国内外を問わず，多々提案されている。一例として IEEE/RSJ International Conference on Intelligent Robots and Systems（IROS）（知的ロボットとシステムに関する国際会議）では，下記の論文が発表された。
- 開閉口訓練ロボットシステム（**図1**）
- 歯科用患者ロボット（**図2**）
- 重力補償型筋力支援システム
- 人間とロボットの協調

世界のロボット研究の大きな流れとして，「ヒトとロボットがいか

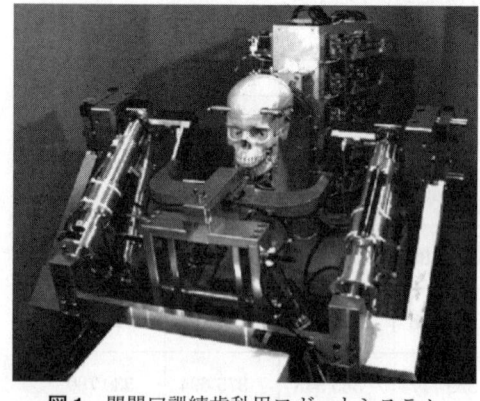

図1 開閉口訓練歯科用ロボットシステム

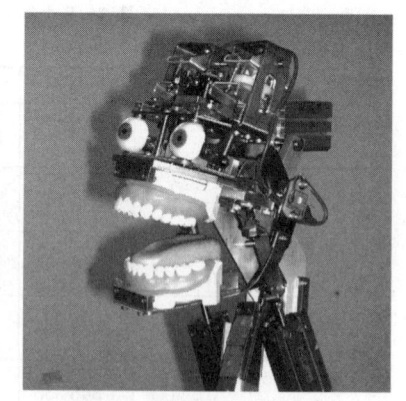

図2 歯科用患者ロボット

に共同・共存するか」が挙げられる。介護ロボット分野はまさにその中心的役割を担う分野であり，世界的にも注目されている。

　口が思うように開かない患者さんに対して，開閉口訓練が行われる。図1の開閉口訓練ロボットシステムは，「医師ロボット」と「患者ロボット」から構成され，医師ロボットは開閉口訓練動作を患者ロボットに対して行う。この訓練中の力を，患者ロボットは歯列に搭載した力センサで検出することにより，定量的な「医師・患者モデル」が構築できる。

　また，歯科医師が人間の患者に対して治療を行う前に，図2の歯科用患者ロボットに対して模擬治療を行う。このロボットは舌・顎・眼球・首・腕・腹部が動作可能であり，歯列部分や喉奥部の口蓋垂にもセンサがある。これにより治療中の不測の事態に対する事前シミュレーションが可能となり，より安全・安心な治療を意識することができる。

　これまでの介護ロボットは，介護者が行っている介護動作を，いかにロボットで置き換えるかが問題点であったが，介護ロボットの今後の展開として，介護者・被介護者とロボットとの接触問題が挙げられる。この接触には物理的接触・精神的接触・その他の3種に分類される。

　物理的接触問題として，介護者・被介護者とロボットとのインタフェースがある。従来のロボット設計手法では，ヒトの柔軟な皮膚組織とロボットが接触する場面は想定されていなかった。しかし，特に介護ロボットにおいてはこの問題は不可避である。

　精神的接触問題とは，ロボットに対する意識の問題である。30年前には想像もできないほど，私たちの身の回りには電子機械が溢れ，携帯電話に代表される「身に付けられる」機械はすでに生活の一部となっている。

　以上の問題を解決していくことが，今後の介護ロボット研究には必要不可欠である。そのためには，介護者・被介護者のシミュレータを構築し，ロボットを使用した際に発生するであろう諸問題を，人間で実験する前に推定できることが肝要である。

関連項目

□接触問題

□ロボット

福祉・リハビリ 14

社会福祉

〔坂本洋一〕

ポイント

社会福祉は，国民の福祉ニーズを充足するために，生活上のさまざまな困難や障壁を軽減・緩和しながら，自立生活，自己実現，社会参加を促進することを目標に展開する社会的方策・制度の体系である。その内容は，最低生活の保障，自立生活力の育成や自立生活の援護を図り，またそのために必要な社会資源を開発するための制度や援助活動などが含まれる。

解説

「社会福祉とは何か」という問題は，その基本的な性格，存立の根拠，理念や原理・原則を明らかにすることであり，多くの研究者によってその理論が提起されているが，一義的に定義できない。一般的には，社会福祉の概念は，二つに区分されていた。一つは，「幸せな状態をつくること」という広い意味で用いられ，社会全体の望ましいあり方を示す目的概念あるいは理念的な概念である。二つめは，具体的な課題を解決するための何らかの手段，施策，方法を含む実体として概念化している。今日では，両者を区別せず，総体としてとらえることの重要性が指摘されている。

□援助資源
□援助観

社会福祉の内容は，「①援助対象としての福祉問題，②援助資源，③援助技術と援助者，④援助観の四つの基本的構成要素」[1]から成り立っている援助対象としての福祉問題には,視点の違いによって，大きく三つのアプローチがある。第1は，貧困，障害，母子，児童，高齢者などの対象別にとらえる福祉六法に見られるアプローチである。第2は，孝橋正一氏が唱える資本主義体制の構造的矛盾から生じる労働者階級の貧困の再生産に対する社会福祉政策としてとらえるアプローチである。第3は，岡村重夫氏らの社会体制に関係なく個人の社会生活上の基本的ニーズと社会諸制度との間に生じる障害の除去や緩和への対応としてとらえるアプローチである。援助資源とは，公的な社会福祉いわゆる福祉六法や民間の自発的な社会福祉活動などを含む社会福祉制度や社会福祉サービスである。援助技術と援助者とは，社会福祉の援助対象である福祉ニーズを専門的な手法によって解決することであり，ケースワーク，グループワーク，ケアマネジメントなどのさまざまな社会福祉援助技術を用いる。援

□福祉六法
生活保護法，児童福祉法，母子及び寡婦福祉法，身体障害者福祉法，知的障害者福祉法，老人福祉法を指す。

助観とは，社会福祉援助の意義・視点・原理などを明らかにし，援助の方向や目標を明確にする。

関連項目

社会福祉を考えるときに社会保障という言葉がよく使われる。社会保障とはどのようなものだろうか。1993年の社会保障審議会社会保障将来像委員会第1次報告によれば，社会保障について「国民の生活の安定が損なわれた場合に，国民にすこやかで安心できる生活を保障することを目的として，公的責任で生活を支える給付を行うものである」と定義している。つまり，社会保障とは，所得保障を中心とする国民の最低生活確保と生活の安定を図る国家による経済給付制度といえる。したがって，その制度は，所得保障，医療保障，社会サービス保障，教育保障，住宅保障の分野において展開されている。社会福祉に関する法律は，共通事項を社会福祉法に規定し，サービスに関する各法律がある（**図1**）。

			高齢社会基本対策法（1995年）	
生活保護法 （1950年）	児童福祉法 （1949年）	母子及び寡婦福祉法 （1964年）	老人福祉法 （1963年）	介護保険法 （1997年）
○保護の原則 ○保護の種類及び範囲 ○保護の機関及び実施 ○保護の方法など	○児童福祉審議会等 ○実施機関 ○児童福祉司 ○児童委員 ○保育士 ○療育の指導，医療の給付等	○基本方針等 ○母子家庭等に対する福祉の措置 ○寡婦に対する福祉の措置 ○母子福祉施設	○福祉の措置 ○事業及び施設 ○老人福祉計画 ○指定法人 ○有料老人ホーム	○被保険者 ○介護認定審査会 ○介護保険事業計画 ○保険給付 ○保健福祉事業など
障害者基本法（1970年）				
障害者自立支援法（2006年）				
身体障害者福祉法 （1949年）	知的障害者福祉法 （1960年）	精神保健及び精神障害者の福祉に関する法律（1987年改正）	発達障害者支援法 （2005年）	社会福祉法 （1951年）
○身体障害者審議会 ○実施機関等 ○福祉の措置	○福祉の措置 ○事業及び施設 ○知的障害者更生相談所	○精神保健福祉センター ○地方精神保健福祉審議会及び精神医療審査会など	○児童の発達障害の早期発見及び発達障害者の支援のための施策 ○発達障害者支援センター等	○地方審議会 ○社会福祉事業に従事する者の確保の促進 ○福祉サービスの適切な利用など

図は，各法律の主な規定内容を列挙している。介護保険法と精神保健及び精神障害者の福祉に関する法律は，社会福祉関連の法律として密接な関係があるので，掲載した。

図1 社会福祉関連の法律

参考文献

1) 秋元美世 ほか 編：現代社会福祉辞典，有斐閣（2003）
2) 福祉士養成講座編集委員会 編：社会福祉原論 社会福祉養成講座1，中央法規出版（2003）

福祉・リハビリ 15
高齢者・障害者用情報通信補助
〔比企静雄〕

ポイント

近年の高度情報通信社会は，技術先行で形成されてきており，周囲と同じように使わないと不利になるので，なかば強制されて需要が増加してきた面がある。そのような状況では，情報処理技術を活用できる人達とできない人達との格差が広がる危険性があるので，高齢者や障害者が情報弱者にならないように，十分な配慮をしなければならない。さらに，高齢者や障害者に有用な情報通信技術の応用も多くあるので，それらを活用するための補助手段が必要になる。

解　説

□インターネット

◆通信技術による移動の代行

インターネットを介しての電子メールやWWW（world wide web）などのサービスを利用して，仮想現実の世界を構成することによって，行けない場所へ移動したつもりになったり，現実の移動回数を減らして労力を節減したりできる。また，全地球測位システム（grobal positioning system : GPS）による位置情報の検出や各種の生体情報センサは，高齢者や病人や障害者などの補助にも有効に活用される。介護する立場からは，認知症老人の徘徊探知機としての応用も必要である。

◆マルチメディア通信網の効用

□マルチメディア

マルチモーダルな入力操作や各種のセンサや，文字・画像，音声・音楽などのマルチメディアの表示様式などのインタフェースの普及は，活用範囲を大きく拡げて，新しい需要を形成する。個人が扱う記憶容量もテラバイトの桁（メガバイトの百万倍）になって，情報の内容も音楽や画像に広がる。

これらの情報技術の普及によって，仕事や生活に必要な品物を，電話やファックスやインターネットで，詳しく調べたうえで自宅へ取り寄せることができる。病気の治療についても，インターネットで医療情報を入手できるし，治療方法を選択することもできる。自宅で健康診断ができるようになるので，一人暮らしの高齢者の健康状態をネットワークで管理して，本人の不安を解消し，介護者の負担を軽減し，早期診断によって医療費を軽減できる。健康指導プログラムを個人宛に配信することも始まっている。

◆コンピュータインタフェース

　障害の種類や程度によって，これらの情報技術を活用する能力は著しく違ってくるので，補助手段も多様なものを用意しておかなければならない[1]。

　インターネットを介しての情報技術は，視覚障害者は非常に有効に活用している。視覚障害者は鍵盤入力をいわゆるブラインドタッチですることもできるし，近年は音声入力も実用になってきている。音声の自動認識の技術について，不特定な話者の無制限の語彙についての究極の技術はいまだに完成していないが，特定の話者が限定された語彙だけを使うならば実用になりうることを，視覚障害者はいちはやく利用した。また，文字を音声で読み上げるテキスト合成の技術は，すでに高度に進んでいるので，ディスプレイの文字出力の代わりに音声出力を使うことができる。視覚障害者はこれらの利点を組み合わせて，膨大なデータベースを自由自在にあやつって，社会参加をしている。鍵盤操作が困難な肢体不自由者も利用できるようなインタフェースも，種々提案されている（**図1**）。

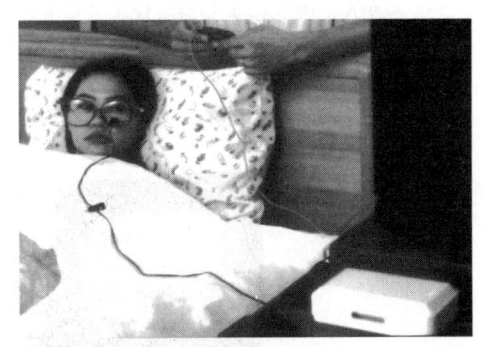

□インタフェース

肢体不自由者が，眼鏡に付けたまばたきセンサやフレキシブルスイッチで，コンピュータの画面の文字盤を操作できる。筋電図センサや，種々な方式のスイッチも選べる。

図1　目でうつワープロ（出典：竹井機器工業㈱）

参考文献
1) J. ラザーロ 著，安村通晃 監訳：アダプティブテクノロジー－コンピュータによる障害者支援技術，慶應義塾大学出版会（2002）

福祉・リハビリ　16
リハビリテーション

〔比企静雄〕

ポイント

疾病や外傷などで身体的・精神的な機能が低下した場合に，残存する機能を最大限に活用したり，他の機能で代行したりするための，機能回復訓練の過程の全体をリハビリテーションと呼ぶ。それによって，日常生活が円滑にできるようにし，社会復帰を促進することを目的としている。全米リハビリテーション審議会（1943年）や世界保健機構（1968年）や国連の障害者に関する世界行動計画（1982年）などでの定義を経て，このような理念が展開されてきた。

解　説

◆対象となる障害

リハビリテーションの対象となる機能の低下には，一時的な場合も長期的な場合もあり，種類や程度も多様である。いわゆる身体障害としては，肢体不自由が現在の日本では約150万人で半数を占めており，視覚障害と聴覚障害と内部障害（内臓の疾患など）がそれぞれ約30万人いる。精神障害としては，精神分裂病，神経症，てんかん，老化による器質性によるものなどを含めて，約150万人いる[1]。

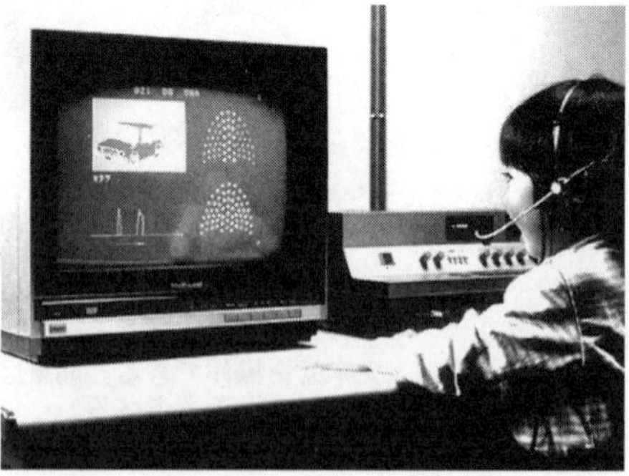

□肢体不自由
□視覚障害
□聴覚障害
□内部障害

舌の動き，鼻音化，声の高さの調節などのセンサと，コンピュータを介しての音声の色々な特徴の視覚表示との組合せ

図1　聴覚言語障害者の音声練習システム
（出典：技術研究組合医療福祉機器研究所編：高福祉社会をめざして）

◆関与する分野

　リハビリテーションは，医学だけでなく，工学や心理学や教育学や社会学など，多岐な分野が関与している。医学的な治療を終えた段階から取り掛かるので，リハビリテーション医学は，予防医学，保健医学，治療医学に続くものである。リハビリテーション工学の分野では，義肢や補装具の適合や，訓練機器の開発など，関連する医療機器も含めて，最新の高度な技術を応用して重要な貢献をしている（図1）。

◆携わる職種

　身体と精神の両面にわたってのリハビリテーションに携わる職種には，医師，看護師，運動療法士，補装具技師，心理療法士，作業療法士，視能訓練士，聴能訓練士，言語治療士，職能判定士，職業指導員，ケースワーカ，社会福祉士などがあり，これらの共同作業で進められる[2]。

◆制度と施設

□身体障害者福祉法

□労働者災害補償保険法

　身体障害者福祉法（1949年）や知的障害者福祉法（1960年）や労働者災害補償保険法（1947年）などで，障害の程度に応じた経済的な補助について詳細に規定されている[3]。治療施設や職業訓練施設も，厚生労働省の国立身体障害者リハビリテーションセンターや国立職業リハビリテーションセンターをはじめ，地方自治体などで特色のある専門の施設が設置されている。多くの病院のリハビリテーション科でも，治療と連携した指導が行われている。

　リハビリテーションは語源としては，いったん獲得した後に失った心身の機能を，再獲得するという意味である。しかし，後天的な障害だけでなく，先天的な障害をもっている幼児や成人に対して機能を新たに獲得させるために，共通に使われる手法が多いので，対象に含めている。社会復帰療法などとも訳されるが，広い概念を指すのに外来語のままで使われている。

関連項目

参考文献
1) 厚生省 社会・援護局厚生課 監修：日本の身体障害者，第一法規出版（1994）
2) 川村匡由：福祉の仕事ガイドブック，中央法規出版（1999）
3) 福祉士養成講座編集委員会 編：資料編 社会福祉士養成講座 15，中央法規出版（2002）

精神医療　01

ストレスマネジメント

〔児玉昌久〕

ポイント

解　説

□ストレス源
　ストレスを与える外部刺激

□対処
　ストレス反応を阻止するための対処

　ストレスマネジメントという語は，ストレス反応の成立を阻止するための対応策あるいは具体的介入を意味する。欧米においては通常，治療（therapy）とほとんど同義に用いられている。

　1967年にHolmes[1]らが社会的再適応評定尺度を開発してから，環境刺激のストレス反応に対する重要性が注目を集め，ストレス源（stressor）をコントロールするための働きかけがストレスマネジメントに含まれるようになり，さらにLazarus[2]が認知的評価（cognitive appraisal）や対処（coping）を中心とする，外部刺激から長期累積反応までの5段階の心理的ストレスプロセスモデルを提唱して以後，ストレスマネジメントに含まれるストレス対応策は多次元にわたるものになり，近年はさらに単一の技法のみではなく，プロセスとスケジュールを含むプログラムまで含まれるようになっている。日本においては，Lazarusの心理的ストレスモデルに基礎を置くストレスマネジメントの研究から，多次元にわたる介入モデル[3]や，教育現場での実践プログラム[4]など，臨床実践よりも予防的，教育的な立場からの介入に重点を置いた提案が多く見受けられる。

　Lazarusの関係性の認知を中心とするストレスプロセスモデルは，1）環境および内部に出現した刺激，2）刺激に対する認知的評価，3）脅威と認知された刺激に対する対処，4）対処の失敗から生じる即時的反応，5）解消されずに持ち越された即時的反応の累積，の5次元で構成されており，現在のストレス研究は，多かれ少なかれLazarusのこのモデルの影響を受けて展開されている。

　ストレスプロセスが最終の長期的累積反応段階に到達する以前に解消されれば，深刻なストレス反応の生起は防げる。予防的な観点からのストレスマネジメントの力点は，ストレスプロセスモデルの第1段階に対しては，環境調整など環境刺激への働きかけ，第2段階に対しては価値観や自己効力，目標設定などの認知評価資源の増強，第3段階に対しては情動中心対処から問題中心対処への対処様式の変容，第4段階に対しては即時反応（急性ストレス反応）のリラクセーションなど早期軽減技法の習熟など，第5段階の累積反応

```
┌─────────┐   ┌─────────┐   ┌─────────┐   ┌─────────┐   ┌─────────┐
│ 出来事  │→  │認知的評価│→  │対処様式 │→  │ 即時反応 │→ │ 累積反応 │
│(ストレス源)│  │ 1次評価 │   │         │   │生理化学的変化│ │心身の健康│
│         │   │ 2次評価 │   │         │   │感情・情動的変化│ │社会的機能│
└─────────┘   └─────────┘   └─────────┘   └─────────┘   └─────────┘
```

上段：ストレスプロセス各次元／下段：各対処資源

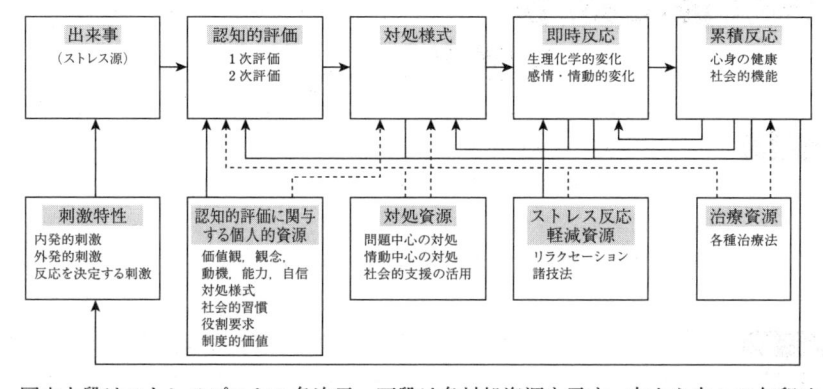

```
┌─────────┐   ┌─────────────┐ ┌─────────┐ ┌─────────┐ ┌─────────┐
│ 刺激特性│   │認知的評価に関与│ │ 対処資源│ │ストレス反応│ │ 治療資源│
│内発的刺激│   │する個人的資源 │ │問題中心の対処│ │軽減資源 │ │各種治療法│
│外発的刺激│   │価値観，観念， │ │情動中心の対処│ │リラクセーション│ │         │
│反応を決定する刺激│ │動機，能力，自信│ │社会的支援の活用│ │諸技法 │ │         │
│         │   │対処様式       │ │         │ │         │ │         │
│         │   │社会的習慣     │ │         │ │         │ │         │
│         │   │役割要求       │ │         │ │         │ │         │
│         │   │制度的価値     │ │         │ │         │ │         │
└─────────┘   └─────────────┘ └─────────┘ └─────────┘ └─────────┘
```

図中上段はストレスプロセス各次元，下段は各対処資源を示す。左から右への矢印はストレス反応プロセスを，右から左への矢印はフィードバック，各資源からストレスプロセス各次元への実線矢印は直接的効果、点線矢印は間接的効果を示す。

図1 ストレスプロセス多次元介入モデル

（慢性ストレス反応）に対しては，治療的介入が中心になる（図1）。

このモデルに沿ったストレスマネジメント図は直接的な効果を中心とする構造であるが，どの段階における介入でも，成功すればその体験がフィードバックされ，つぎのストレッサーに直面した際に耐性の向上となって作用する。しかし，介入が失敗である場合には，学習性無力感やPTSD（post traumatic stress disorder）に帰結する可能性がある。

1980年代になると，ストレス関連疾患の予防のための教育的ストレスマネジメントの必要性は，北米の企業などで次第に試みられるようになり，やがて学校教育の場においても，組織だった子どものストレス研究が行われるようになった[5]。

□ PTSD
心的に大きなショックを受けたことによって生じる障害

参考文献

1) Holmes, T. H., & Rahe, R. H.: The social readjustment rating scale, Journal of Psychosomatic Research, 11, pp.213〜218 (1967)
2) Lazarus, R. S., & Folkman, S.: Stress, Appraisal, and Coping., Springer Publishing Company (1984)
3) 児玉昌久：ストレスマネジメント その概念とOrientation，ヒューマンサイエンス，1，pp.82〜88（1988）
4) 竹中晃二 編著：子どものためのストレス・マネジメント教育－対症療法から予防措置への転換，北大路書房（1996）
5) 上里一郎 監修，竹中晃二 編著：ストレスマネジメント－「これまで」と「これから」－，ゆまに書房（2005）

精神医療 02

五感とこころ

〔石井康智〕

ポイント

　人間は感覚経験を通してどのように物事を認識するのであろうか。人間の判断過程は、外界の諸感覚に注意し、取捨選択し、対象の性質や内容を統合的に理解し、行為につなげていく。感覚はモダリティの違いで区別されるが、生活体はモダリティを超えて意味世界を構成していく。

解　説
□皮膚感覚

　五感は五官から生じ、視覚、聴覚、嗅覚、味覚、皮膚感覚（触覚・温冷覚・圧覚・痛覚）の五つを指す（他に運動感覚、平衡感覚、内臓感覚がある）。ある刺激が感覚器官に到達して初めて、感覚が引き起こされる。しかし、それぞれの感覚は、感覚器官が分化し独立して機能を備えるため、光の刺激によって耳に何かが聞こえることはない（感覚のモダリティ）。しかし、眼に映った光景から過去の聴覚や皮膚感覚体験を想い起こすことは日常的である。胎児の成長過程において、感覚がどのように分化していくのか、分化以前は「統合的」であったのかは、いまだ明らかにされてはいない。

　人は、それぞれの感覚が異なることを経験的に知っていたが、一方で異種感覚情報は生活体験の中で統合的にとらえられ、条件付けられ、あるいはまたモダリティ間の関係を密接なものにしていることを経験してきた。

　私たちは話しをすれば、いわれたことを理解し、顔の表情や手足の動きを見る。香水の香りが漂っているかもしれない。注文したコーヒーの香りを味わいつつ少々苦味を感じているかもしれない。隣の席の老夫婦の会話にふと気づいて、自分の両親を思い浮かべることもあろう。居合わせた場所の温度調節がうまく行かないため、寒かったり、暑かったりを感じる。これらに加え、過去の記憶が蘇って、以前この場所に来たことを思い出すこともあろう。大地震のように強い感覚的経験では、恐怖や不安といったこと、自分に連なる強い感覚的経験は意識無意識に強い記憶痕跡を残す。人間の場合、感覚経験は単なる感覚事象の経験ではなく、つねに生活経験と結びつく形で取捨選択されているといえる。このように多くの異種感覚は、一つの体験過程や連想に自由に連なっていく。

生後間もない子猫に視覚を遮蔽（しゃへい）する環境を作ると，視覚情報処理にまつわる脳細胞の発達が阻害される。成熟と学習の発達は，ある時期に感覚経験を処理する脳細胞の発達時期があることを示す。心の発達に関しては，生後間もない動物を母親から分離して育てたり，仲間の動物と離して育てたりすると，通常の生育体重に届かなかったり，情緒面で不安定になり，仲間との関係が持てなかったり，凶暴になったりすることが知られている。生育上の適切な時期に豊富な感覚経験が必要であり，その時期を奪うことの意味の重要性を示している。感覚を通して統合的に行動できる能力は，感覚経験の乏しい状況（感覚遮断，ないしは感覚隔離）が相対的に長く続くことにより，発育上のリスクや行動的異常を引き起こすことが知られている。

□感覚遮断

　また母子分離した子ねずみは，その不安な環境のためかストレスホルモンの上昇が引き起こされる。その子ねずみの体にブラッシングするとストレスホルモンがコントロールデータと同じレベルになる。箱に入れて揺らしてもストレスホルモン低下は見られなかった。不安や見知らぬ所で遊ぶサルの環境選択を観察したハーロウの実験（針金製サルと布製サルの実験）は，皮膚感覚の重要性とともに布製サルを選ぶ視覚－皮膚感覚的経験の統合的判断が行われており，経験時に視覚や皮膚感覚経験が統合的に表現されている例といえる。私たちは異種感覚を直感的・学習的に統合し，記憶と照合して行動している。

　生育には，それに必要な社会的・自然的環境の中で諸感覚経験が必要不可欠である。豊かな感覚経験を伴う体験過程の積み重ねと統合によって，人は育っていくのである。

参考文献

1) 梅本尭夫，大山　正 編著：心理学への招待 こころの科学を知る，サイエンス社（1992）
2) G. アンダーウッド 編，河内十郎 監訳：こころの科学ガイドブック，岩波書店（2004）
3) 小西行郎：赤ちゃんと脳科学，集英社（2003）
4) 大井　玄：痴呆の哲学，弘文社（2004）
5) 高田明和：人体・ふしぎ発見，講談社（1990）
6) 茂木健一郎：脳とクオリア，日経サイエンス（1997）

精神医療 03
感情とコミュニケーション
〔鈴木晶夫〕

ポイント

相手が微笑むと，こちらも思わず微笑んでしまうように，われわれは日常生活において，相手の感情状態や意図などを知るために，また，自分の情報を伝えるために，各種の情報を手段として「からだ全体」で総合的にコミュニケーションしている（**図1**）。言語以外にも感情を伝達する手段として，表情，視線，身振り，姿勢，パーソナルスペース，身体接触，音声，化粧，匂い，服装などさまざまな言葉以外の情報伝達，すなわち，非言語コミュニケーション（non-verbal communication：NVC）が考えられる。

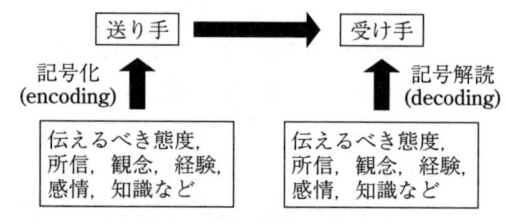

```
 送り手  ──→  受け手
   ↑              ↑
 記号化         記号解読
(encoding)    (decoding)
┌──────────┐  ┌──────────┐
│伝えるべき態度，│  │伝えるべき態度，│
│所信，観念，経験，│  │所信，観念，経験，│
│感情，知識など │  │感情，知識など │
└──────────┘  └──────────┘
```

図1 コミュニケーション

解説
□**表情**

NVCの中で表情表出の果たす役割は大きい。表情研究はアリストテレスの時代からあるが，進化論で有名なダーウィンの「人および動物の表情について」（1872年）は，この種の研究の古典として挙げられる。彼は各種の表情写真を用いて，どの程度正確に表情が読み取られるかを調べた結果，表情写真により多少の違いはあるものの，かなり正確に表情が認知されると結論した。

表情表出と感情に関する研究方略は，感情表出行動を観察者に判断させることである。10種類の表情写真を用いて，モデルの意図した表現と観察者の判断との関係を調べた研究で，1）愛情，楽しみ，幸福，2）驚き，3）恐怖，苦しみ，4）怒り，決意，5）嫌悪，6）軽蔑という六つの直線的感情尺度が提唱された。後にこれは修正され，感情の配列は円環的であるとされた。また，各表情表出はたがいに直交する快−不快の軸，注意−拒否の軸で表現される2次元的配置，さらに，3次元的空間の構想が展開された。表情研究に関してはエクマンらが精力的に研究を行い，表情の動きの単位を

コード化した FACS（facial action coding system）を開発した。

□視線

　視線も，対人コミュニケーションでの相互作用に重要な役割を果たしている。視線は，会話をスムーズにする調節機能，好意などの情報を伝えたり，受け取ったりする伝達機能，意図的に視線を使い，相手をコントロールしようという制御機能もある。

□個人空間

　個人空間とは，他者が侵入することができない領域，個人を取り巻く目には見えない境界線で取り囲まれた空間，不規則な形を持ち，状況に応じて形状を変化させ，人間が移動しても，その周囲に設定され，占有されるなわばりである。その範囲内に侵入者があれば，強い反応を引き起こす情動的意味の込められた空間である。その空間が限りなく近づいた場合が身体接触である。

□姿勢

　表情はある特定の感情（喜び，悲しみ等）を伝達するのに対して，姿勢は総合的な感情（好き，嫌い等）を伝達する。

　情報の伝達手段にずれが生じる事態として「うそ（虚偽情報）」がある。虚偽を隠す場合，自分がとった行動と本心とのずれを意識せざるをえなくなり，緊張が生じ，統制不可能なチャネルに本心が表出されてしまう。生理的反応を測定して虚偽発見を試みる場合もあるが，非言語的行動の変化も虚偽や欺瞞を検知する手がかりとなる。

　NVC を考える場合，その表出および伝達能力，解読能力には個人差があり，発達や文化差などの問題も重要である。わが国は民族の同質性が比較的高いこともあり，非言語コミュニケーションが発達している。文化を超えた民族間でのコミュニケーションで一番難しいのは，NVC の違いからくる誤解かもしれない。

　言葉と非言語行動がずれているコミュニケーションもある。顔では笑いながら，声では怒っているように，複数の情報発信源から矛盾するメッセージが表出される二重拘束（ダブルバインド）状況である。通常の大人の場合，笑いながら怒っている状況であれば，周囲への照れや怒っている程度を割り引く。しかし，子どもがこの状況を適格に判断することは難しく，この事態を頻繁に経験することになれば，子どもの感情表出行動や感情解釈に歪みを生じさせてしまう可能性は高い。人間関係における二重拘束は，親子関係の情緒性とも関係が深い。

精神医療　04

からだ言葉

〔鈴木晶夫〕

ポイント　「顔」「腰」「身」など，からだの部分は多くの表現に利用され，そこに表現されている意味は多彩であり，日本語独特のニュアンスを表現している。

解説　「顔は心の鏡」「目は口ほどにものを言う」といわれるが，感情やそのときの状態等を表現しようとする場合に，身体部位を含んだ言葉，すなわち，「からだ言葉」がよく用いられる。例えば，「顔色をうかがう」「顔が利く」「肩書き」「肩身が狭い」「腰が低い」「腰を据える」「手当て」「手遅れ」「手違い」「身にしみる」「身に余る」「身を切られる」など，多くの表現を挙げることができる（**図1**）。

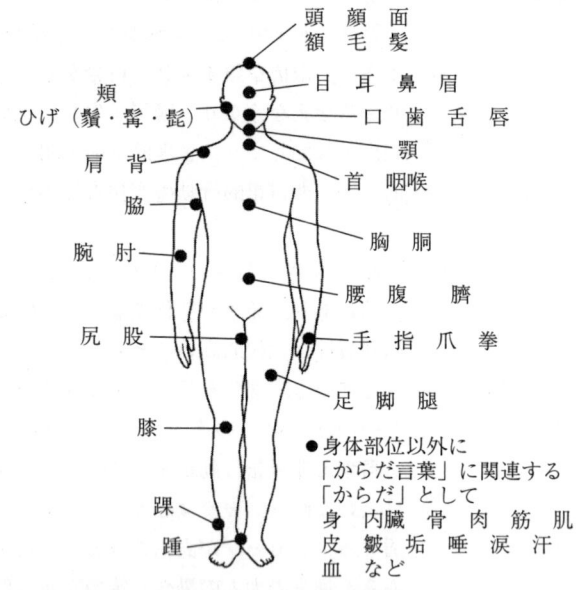

頭　顔　面
額　毛　髪
頬　　　　　目　耳　鼻　眉
ひげ（鬚・髯・髭）　口　歯　舌　唇
　　　　　　　　　顎
肩　背　　　　　　首　咽喉
脇
腕　肘　　　　　　胸　胴
　　　　　　　　　腰　腹　臍
尻　股　　　　　　手　指　爪　拳
　　　　　　　　　足　脚　腿
膝

● 身体部位以外に
「からだ言葉」に関連する
「からだ」として
　身　内臓　骨　肉　筋　肌
　皮　皺　垢　唾　涙　汗
　血　など

図1　身体部位名称（からだ言葉）

心理臨床場面では，クライエントをより深く理解するためにクライエントが去った後，セラピスト自らがクライエントと同じ場所に坐り，同じ動作なり姿勢なりをとって，同じ体験をしてみると，クライエントの理解がさらに細かくなるという技法，「クライエント

□ 身になる技法

　の身になる技法」を提唱する臨床実践家もいるくらいである。身体的な場と行動を共有しなければ，言葉のうえでは通じたとしても，人間全体としての心が通わないということであろうか。

□ コミュニケーション

　最近は face-to-face の直接的なコミュニケーションより，インターネット，携帯電話，携帯メールなどの間接的なコミュニケーションが盛んである。これらの日常的な利用は，からだ言葉のような身体という実体を利用したコミュニケーションが通じなくなっている一つの原因かもしれない。

　英語にも「肩をすくめる」= shrug one's shoulder や「お手あげ」=throw up one's hands などのようにからだの一部を表現に用いたものがみられるが，日本語の数や用法とを単純に比較することは難しい。同様に「にやにや」「ふらふら」「さらさら」「がやがや」などの擬態語，擬声語もそれぞれの言語により表現方法が異なっている。

□ 心身一如

　わが国には心身一如という伝統的な思想があり，からだ言葉によって身体と精神の関係の深さを感じることができる。日本の武道・芸道の修行では，身体の鍛錬を通じて精神や心を鍛えている。体を鍛えることが目的というより，精神を鍛錬する手段として体を鍛えているように思われる。それに対して，心身二元論的な考え方の影響が強い西洋では，意識的な訓練法によって体を鍛える。西洋では「心から体へ，心から形へ」という方向に対して，東洋では「体から心へ，形から心へ」という訓練法である。それを端的に示している言葉が「姿勢を正す」である。この言葉は単に背筋を伸ばし，外見的に正しい姿勢を保つことだけを意味するのではなく，そのような姿勢をすることが，内面的に正しい精神的状況を作ることを意味している。すなわち，行動（動作）と精神とは不即不離の関係にあることを象徴的に表現しているといえよう。

　「健全な精神は健全な肉体に宿る」ともいわれるが，行動が健全であってはじめて健全な精神を保持することができるともいえよう。上を向けば，気持ちは積極的になり，心は明るくなる。下を向いてうつむくと，気持ちは消極的になり，気分は暗くなるのではないだろうか。精神，生理，免疫が深く関連しているとして，精神神経免疫学の研究も進んでいる。

精神医療 05
フィードフォワードプロセスと健康行動
〔齋藤むら子〕

ポイント

外界の情報処理過程は受容した情報の伝達過程と情報の解釈過程からなる。情報伝達過程の研究は情報工学や人間工学などの分野において多くなされてきたが，情報の解釈過程と行動発現についての研究は少なく，認知情報処理過程における意思決定と行動発現のメカニズムについては今後の研究が待たれる。フィードフォワードプロセスにおける認知，注意，記憶，感情などの複雑な協働作用機序については，技術環境と組織風土などコンテクスチュアルな要因と生体機能反応などの研究から，主体的行為が生成される場合，主観的異常感や愁訴がある場合，異常感が習慣化する場合，さらに身体的病理現象が発現する場合など状況認知の相違によって行動の発現形態が異なることが明らかになっている。

解説
☐ FBP
☐ FFP

認知行為の生成過程は外界情報がフィードバックされるプロセス（FBP）とフィードバックされた情報の意味解釈および意思決定の選択・判断を行うフィードフォワードプロセス（FFP）からなる。行動発現までに時間を要する場合は，外界情報のインプット・アウトプット間の循環的思考過程における記憶作用や感情干渉などが複雑に協働し判断・決定を行っているものと思われる。この循環過程の作用メカニズムについては未知の部分が多く残されているが，図1に示すように，その作用過程は受容した外界情報の伝達処理（FBP）と解釈処理（FFP）からなる。FBPにおける反応行動に関する研究は多く報告されており，提示情報の処理作業における正答

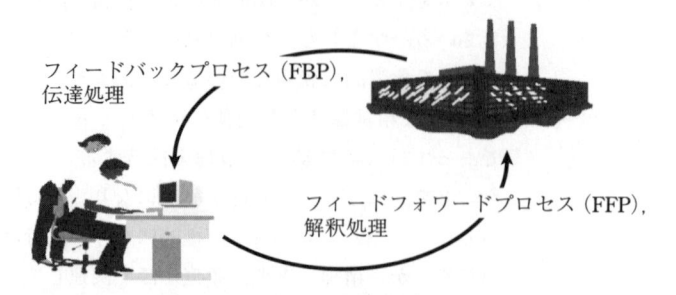

図1 外界情報の伝達処理と解釈処理

□認知バイアス
率を観測した実験的研究において正解出現の時間間隔に1/fゆらぎ特性の存在が検証され，知覚行動の発現における変動要因が解明されつつある[1]。しかし高次の認知行為過程などFFPにおける認知バイアスの生成メカニズムや感情干渉などのメカニズムの全貌は必ずしも明らかにされているとはいえない。

□状況認知
受容された外界情報のFFPにおいて，大脳新皮質系の知的情報の伝達処理に加えて，辺縁系に格納されている扁桃体（amygdala）における情緒や意味解釈過程いかんによって対処行動の発現形態が異なる。外界情報の脳内処理における認知および感情情報処理は，技術環境および組織環境あるいは組織風土／文化などに表象されるその場の状況を参加する者がどう認知するか，すなわち当事者の状況認知に依存する[2]。その場の出来事への気づき（awareness）や注意（attention）および記憶（memory）などについて神経系の反応に関する実験的研究が進められている。また知的能力と感情状態が協働して生成される認知行為に関して，その影響過程を観測するための調査研究がなされている[3,4]。FFPにおける認知および感情情報の処理のされ方によって，主体的対処行動（healthy and proactive coping）がとれる場合，知覚された違和感・異常感が慢性化あるいは習慣化（habituation）する場合，さらに身体的病理現象として身体化（somatization）する場合など，行為生成の発現形態がわかれる[5]。

参考文献

1) Karashima, M. and Saito, M.: A Study on the Error Occurrence and Human Information Processing Time Influenced by the Fluctuation of Working Memory Resource Capacity International Journal of Cognitive Ergonomics, 5, 2, pp.91〜109 (2001)
2) Hollnagel, E.: Cognitive Reliability and Error Analysis Method: CREAM, Elsevier (1998)
3) Saito, M. Ikeda, M. Seki, H.: A Study o Adaptive Action Development: Interference of mood states with perceived performance and perceived efficacy In the proceeding of the IEA/HFES 2000, 5, pp.48〜51 (2000)
4) 齋藤むら子：認知行動とWell-being感，日本行動医学会第9回大会シンポジウム抄録集，pp.27〜30（2002）
5) Bell, I. L. Peterson, J. M. and Schwarz, G. E.: Medical histories and psychological profiles of middle-aged women with and without self-reported illness from environmental chemicals Journal of Clinical Psychology, 56, pp.151〜160 (1995)

精神医療 06
精神心理療法
〔内山明彦〕

ポイント

「病は気から」といわれるが，人の身体は心の支配を受けている。すなわち，脳から自律神経へと制御信号が伝達されている。自律神経は交感神経と副交感神経からなっており，体内の臓器に接続されて臓器の動作のバランスをとっているため，精神的な障害などにより種々の病気を引き起こす。西洋医療では薬によって身体の異常を治すが，東洋医療では薬によらない療法も採用されている。例えば，気功，香り，音楽，笑いおよび温泉などによる療法がある。

解説

□**ストレス**
外部からの精神的な刺激（機械工学では外部からの圧力刺激など）

現在の社会においては強いストレスを受けることが多い。また，ストレスが蓄積される結果鬱状態になる場合も多い。さらに，ストレスの蓄積は免疫の低下も生じるので感染症などの病気にもかかりやすい。薬を使用しない精神心理療法は脳に作用して副作用もなく慢性症状の治療および予防医学の面で優れている。気功には，個人で行う内気功と気功師による外気功とがある。前者は呼吸法と集中力であり α 波（脳波中の $8 \sim 10$ Hz 成分）の増加など癒しの効果がある。なお，後者についての科学的メカニズムは不明である。

□**アロマセラピー**
香りの精神安定化作用を利用して癒しを与える治療方法

アロマセラピーなどの香りの利用は紀元前から祭事などをはじめ人間の生活にはかかせないものである。日本には香道もあり同様に生活の中に取り入れられている。身体に対する香りの影響は個人差はあるものの同一人に対しては再現性のあることが確認されている。

ラベンダーなどのハーブから精製した精油を嗅ぐことにより，ストレスを与えた後の血圧，心拍数および α 波などの回復が早まることが実験的に確認されている。香りの種類にも多くのものがあり，ミントやローズマリーなどのように覚醒効果があるものも利用されている。図1は身体の変化を計測するシステムであり，香りの提示による身体パラメータの変化は図2のようである。

音楽を聴かせることによっても安静状態を高める効果はある。ただし，音楽には好みがあるために効果の多い少ないがある。香りの場合と同様な方法でクレペリンテストによるストレスを与え，ストレスからの回復状況を脳波，心拍数および血圧などの生理学データにより実測した。その結果によると，音楽の提示がない場合よりも

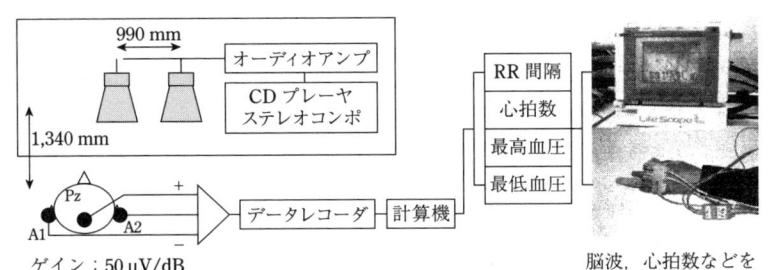

図1 身体の変化を計測するシステム

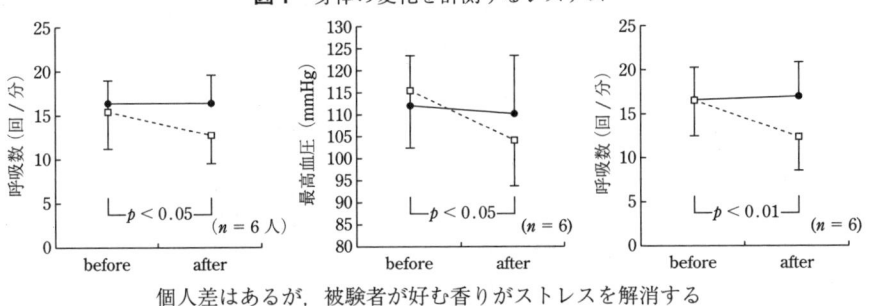

個人差はあるが，被験者が好む香りがストレスを解消する

図2 香りの提示による効果

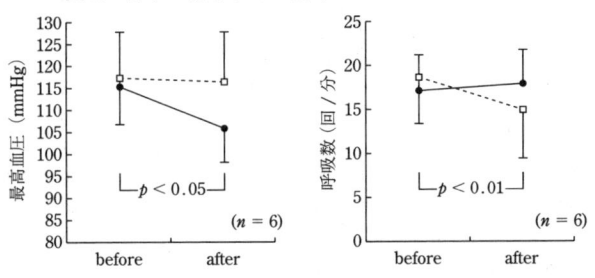

個人差はあるが，被験者が好む音楽がストレスを解消する

図3 音楽の提示による効果

効果が見られる（**図3**）。

精神心理療法には多くのものがあるが，そのほとんどは科学的な裏付けがなく，EBM（事実に基づいた医療）といえよう。しかし，今後これらの効用については科学的に研究することが必要である。

参考文献

1) HAN-J., Uchiyama, A.: The Effect of Odor Presentation on Immune Function after Stress Loading, Jour. of Int' Soc. of Life Inf. Science (ISLIS), 22, 2, pp.577〜579 (2004)

索　　引

【あ】
遊び	23
アドヒアランス	11
アロマセラピー	176

【い】
医食同源	132
位相差	63
遺伝子	2
イミュニティ	89
医療記録	110
医療現場の事例	40
医療目標	35
インスリン	16
インターネット	162
インタフェース	163
陰陽五行学説	132

【う】
ウイルスベクター	120
運転補助装置	149
運動	20
運動・栄養・休養	16
運動機能	134
運動神経	57
運動神経伝導速度	57

【え】
エボラ出血熱	4
遠隔手術	92
援助観	160
援助資源	160

【お】
オーダーメイド医療	3
オタワ憲章	22
オプタコン	140
音響信号機	152
音速	62

【か】
介護支援	154
開放隅角緑内障	58
化学的塞栓療法	123
核磁気共鳴	70
カチオン性リポソーム	121
学校保健	22
カテーテル	64
カフ	65
カプセル型内視鏡	66
加齢	79
感覚機能	134
感覚細胞	143
感覚遮断	169
看護診療士	47
看護大学の急増	46
幹細胞	125
間接型	118
冠動脈	97

【き】
機械弁	128
義足足部	144
機能障害	136, 146
救急医療体制	126
急性酸素中毒	33
競技用車いす	151
凝固系	101
狭心症	97
虚血性心疾患	76
拒絶反応	131

【く】
筋電義手	145
クラスタ分析	110

【け】
ケアの視角変遷	34
携帯型電子情報端末	153
血液浄化	83
健康	20
健康増進	18
検体採取	102
原発性	58

【こ】
抗菌剤の乱用	4
抗血栓性	128
高周波焼灼装置	117
硬性胃鏡	66
合成音声	140
高度救命救急センター	127
広汎性，両側性，半球性，局在性，焦点性	48
個人空間	171
個人的テロ活動	5
固定	103
コミュニケーション	173
コメディカル	47
混合医療	112
コンソール	93
コントロールドリリース	122
コンピュータ支援診断	106
コンプライアンス	79

【さ】		
再興感染症	7	
細胞移植	124	
細胞形態学	102	
細胞診	102	
細胞説	102	
裁量の自由度	42	
作業環境制御	40	
作業記憶	38	
作業記憶容量の制約	39	
作業パフォーマンス	138	
参加型医療	34	
酸素飽和度	60	
残存能力	150	
3点支持	137	
【し】		
視覚障害	164	
視覚障害者誘導用ブロック	152	
刺激伝導	50	
仕事の要求度	42	
支持基底面	146	
姿勢	171	
視線	171	
肢体不自由	164	
字幕挿入	141	
社会的支援	43	
周波数処理	106	
重粒子	118	
受信モニタ	54	
受動的DDS	122	
手話	141	
状況認知	175	
初期救急医療	126	
食細胞	12	
褥瘡	157	
触知図	153	
除脈,頻脈	86	
自立移動	150	
新興感染症	7	
人工腎臓装置	82	

人工中耳	142	
人工内耳	143	
心室細動	90	
心身一如	173	
身体障害者福祉法	165	
心電図モニタ	54	
【す】		
水素原子核	71	
ストレス	176	
ストレス源	166	
【せ】		
生活習慣病	8, 16	
生活の質	18, 21	
生体弁	128	
赤外線	119	
赤血球	100	
接触問題	159	
染色	103	
線溶系	101	
【そ】		
送迎用自動車	148	
相補・代替医療	112	
続発性	58	
ソケット	144	
組織工学	124	
組織診	103	
【た】		
第2次救急医療	127	
第3次救急医療	127	
耐久性	129	
対処	166	
対処行動	42	
タイムプレッシャー	36	
ダブルドーナッツ型	72	
単相式除細動器	91	
【ち】		
チームの凝集性	111	
知覚神経	57	

知覚神経伝導速度	57	
昼夜リズム	26	
超音波	94	
超音波エコー法	94	
超音波外科用吸引装置	116	
超音波伝達時間	62	
超音波パルスドップラー法	94	
懲戒検束権	6	
聴覚障害	164	
聴覚神経	143	
超伝導量子干渉素子	98	
直接型	118	
【て】		
低酸素症	32	
デマンド型	86	
電気生理学的計測法	98	
点字	140	
【と】		
統合医療	9	
透析器	82	
透析膜	83	
糖尿病	16	
動物由来感染症	5	
動脈瘤	78	
東洋医療	8	
動力装具	137	
特殊寝台	156	
読唇	140	
ドナー	130	
塗抹	103	
ドラッグデリバリーシステム	117	
トレーニング	20	
【な】		
内視鏡	66	
内部障害	164	
【に】		
二相式除細動器	91	

認知バイアス	175

【の】

能動的 DDS	123
濃度変換	106

【は】

バイオリアクタ	125
破砕・乳化	116
白血球	12
バリアフリー	135
バルーンカテーテル	76
ハンバーガ型	72

【ひ】

ピアニシモ機構	71
非ウイルスベクター	121
膝継手	144
ヒトゲノム計画	2
皮膚感覚	168
ヒヤリハット	40
評価指標	35
病原微生物の逆襲	4
表　情	170
病　変	103

【ふ】

腹腔鏡下手術	114
複合型超音波装置	116
福祉六法	160
腹膜透析	83
不整脈	51

フラクタル構造	132
フラッシュシステム	64
ブリッジ	81

【へ】

米国の医療環境の変化	46
閉塞隅角緑内障	58
ヘモグロビン	60
ヘリカル CT	69
ヘルスプロモーション	10
変動磁界	98

【ほ】

房　水	58
補完・代替医療	9
歩行支援機器	147
補助人工心臓	80
補聴器	142
ポリエステル	78
ポリカチオン	121

【ま】

マイクロターゼ	84
マルチスライス CT	69
マルチメディア	162

【み】

身になる技法	173

【め】

免疫学	101
免疫グロブリン	14

【も】

モノクローナル抗体	15

【や】

夜勤疲労	27
薬物送達系	122

【ゆ】

誘電加熱	84
ユニバーサルデザイン	135

【よ】

陽子線	118
陽電子	74

【ら】

ライフスタイル	5

【り】

リスクアセスメント	25
緑内障	58
リンパ球	12
倫理問題	105

【れ】

レシピエント	130

【ろ】

労働者災害補償保険法	165
労働の多様化	25
ロボット	159

【A】

augmented reality	115

【B】

Bragg 効果	118
B モード画像	94

【C】

COCOM	36

【D】

Computer Motion 社と Intuitive Surgical 社	92
da Vinci	93
DES	77
Destination Therapy	81
DICOM	108
DNA	104
DNA 診断	104

【E】

EMC	88
EMI	88
EPR 効果	123
ePTFE	78

【F】

FBP	174
FDG-PET	75

FFP		174

【I】

ICF		138
iMRI		73

【M】

M2A		66
MR対応		73

【P】

POMS		30
PTSD		167

【Q】

QOL		18, 21, 114
QWL		28

【R】

ROI		107, 109

【S】

SENSE		71
SNP		2
SOHO		29
ST		50
ST変化		52

【T】

THI		30
TMX		45

【W】

WHOの健康の定義		22

【X】

X線管球		68
X線検出器		68

【Z】

Zeus		92

【ギリシャ文字】

γ線		74
δ波, θ波, α波, β波		48

生命・医療・福祉ハンドブック
Bio-medical Handbook

Ⓒ 早稲田大学 生命・生体・福祉研究所 2007

2007年2月27日　初版第1刷発行

|検印省略|

編　者　　早稲田大学
　　　　　　生命・生体・福祉研究所
発行者　　株式会社　コロナ社
　　　　　代表者　　牛来辰巳
印刷所　　萩原印刷株式会社

112-0011　東京都文京区千石4-46-10
発行所　株式会社　コロナ社
CORONA PUBLISHING CO., LTD.
Tokyo　Japan
振替 00140-8-14844・電話(03)3941-3131(代)

ホームページ http://www.coronasha.co.jp

ISBN 978-4-339-07091-0　（新宅）　（製本：愛千製本所）
Printed in Japan

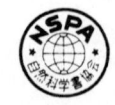

無断複写・転載を禁ずる
落丁・乱丁本はお取替えいたします

ＭＥ教科書シリーズ

（各巻B5判）

- ■（社）日本生体医工学会編
- ■編纂委員長　佐藤俊輔
- ■編纂委員　稲田　紘・金井　寛・神谷　瞭・北畠　顕・楠岡英雄
  戸川達男・鳥脇純一郎・野瀬善明・半田康延

	配本順			頁	定価
A-1	（2回）	生体用センサと計測装置	山越・戸川共著	256	4200円
A-2	（16回）	生体信号処理の基礎	佐藤・吉川・木竜共著	216	3570円
B-1	（3回）	心臓力学とエナジェティクス	菅・高木・後藤・砂川編著	216	3675円
B-2	（4回）	呼吸と代謝	小野功一著	134	2415円
B-3	（10回）	冠循環のバイオメカニクス	梶谷文彦編著	222	3780円
B-4	（11回）	身体運動のバイオメカニクス	石田・廣川・宮崎・阿江・林共著	218	3570円
B-5	（12回）	心不全のバイオメカニクス	北畠・堀編著	184	3045円
B-6	（13回）	生体細胞・組織のリモデリングのバイオメカニクス	林・安達・宮崎共著	210	3675円
B-7	（14回）	血液のレオロジーと血流	菅原・前田共著	150	2625円
B-8	（20回）	循環系のバイオメカニクス	神谷　瞭編著	204	3675円
C-1	（7回）	生体リズムの動的モデルとその解析 ―ＭＥと非線形力学系―	川上　博編著	170	2835円
C-2	（17回）	感覚情報処理	安井湘三編	144	2520円
C-3	（18回）	生体リズムとゆらぎ ―モデルが明らかにするもの―	中尾・山本共著	180	3150円
D-1	（6回）	核医学イメージング	楠岡・西村監修　藤林・田口・天野共著	182	2940円
D-2	（8回）	Ｘ線イメージング	飯沼・舘野編著	244	3990円
D-3	（9回）	超音波	千原國宏著	174	2835円
D-4	（19回）	画像情報処理（Ｉ） ―解析・認識編―	鳥脇純一郎編著　長谷川・清水・平野共著	150	2730円
E-1	（1回）	バイオマテリアル	中林・石原・岩崎共著	192	3045円
E-3	（15回）	人工臓器（Ⅱ） ―代謝系人工臓器―	酒井清孝編著	200	3360円
F-1	（5回）	生体計測の機器とシステム	岡田正彦編著	238	3990円
F-2	（21回）	臨床工学（CE）とＭＥ機器・システムの安全	渡辺　敏編著	240	4095円

以下続刊

A	生体電気計測	山本尚武編著		A	生体用マイクロセンサ	江刺正喜編著
A	生体光計測	清水孝一著		B-9	肺のバイオメカニクス ―特に呼吸調節の視点から―	川上・西村編著
C-4	脳磁気とＭＥ	上野照剛編著		D-5	画像情報処理（Ⅱ） ―表示・グラフィックス編―	鳥脇純一郎編著
D-6	ＭＲＩ・ＭＲＳ	松田・楠岡編著		E	電子的神経・筋制御と治療	半田康延編著
E	治療工学（Ｉ）	橋本・篠原編著		E	治療工学（Ⅱ）	菊地眞編著
E-2	人工臓器（Ｉ）―呼吸・循環系の人工臓器―	井街・仁田編著		E	生体物性	金井寛著
E	細胞・組織工学と遺伝子	松田武久著		F	地域保険・医療・福祉情報システム	稲田紘編著
F	医学・医療における情報処理とその技術	田中博著		F	福祉工学	土肥健純編著
F	病院情報システム	石原謙編著				

定価は本体価格＋税5%です。
定価は変更されることがありますのでご了承下さい。

図書目録進呈◆

再生医療の基礎シリーズ
―生医学と工学の接点―

(各巻B5判)

コロナ社創立80周年記念出版
〔創立1927年〕

- ■編集幹事　赤池敏宏・浅島　誠
- ■編集委員　関口清俊・田畑泰彦・仲野　徹

配本順				頁	定価
1.(2回)	再生医療のための**発生生物学**	浅島　誠編著		280	4515円
2.(4回)	再生医療のための**細胞生物学**	関口　清俊編著		228	3780円
3.(1回)	再生医療のための**分子生物学**	仲野　徹編		270	4200円
4.(5回)	再生医療のためのバイオエンジニアリング	赤池敏宏編著			近刊
5.(3回)	再生医療のためのバイオマテリアル	田畑泰彦編著		272	4410円

ヘルスプロフェッショナルのためのテクニカルサポートシリーズ

(各巻B5判)

- ■編集委員長　星宮　望
- ■編集委員　髙橋　誠・德永恵子

配本順				頁	定価
1.	ナチュラルサイエンス（CD-ROM付）	髙橋　誠／但野茂／和田龍彦／有田清三郎 共著			
2.	情報機器学	髙橋　誠／永田　啓 共著			
3.(3回)	在宅療養のQOLとサポートシステム	德永恵子編著		164	2730円
4.(1回)	医用機器Ⅰ	田村俊世／山越憲一／村上　肇 共著		176	2835円
5.(2回)	医用機器Ⅱ	山形　仁編著		176	2835円

定価は本体価格+税5％です。
定価は変更されることがありますのでご了承下さい。

図書目録進呈◆